AF299659

ÉTUDE SUR LE DIAGNOSTIC

DES

PRÉTENDUES FAUSSES GROSSESSES

PAR

Louis-Octave GARRAUD

DOCTEUR EN MÉDECINE DE LA FACULTÉ DE PARIS

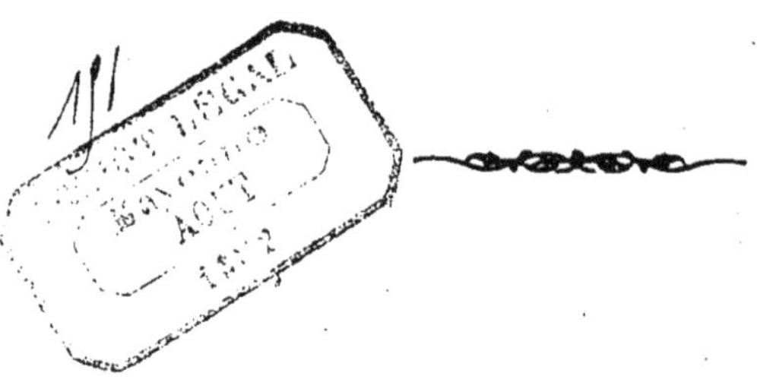

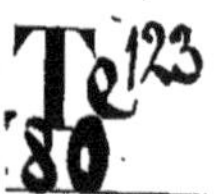

PARIS

ALPHONSE DERENNE

52, Boulevard Saint-Michel, 52

1882

ÉTUDE SUR LE DIAGNOSTIC

DES

PRÉTENDUES FAUSSES GROSSESSES

PAR

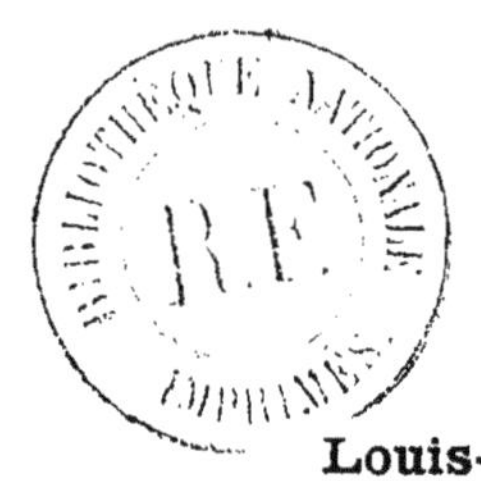

Louis-Octave GARRAUD

DOCTEUR EN MÉDECINE DE LA FACULTÉ DE PARIS

PARIS

ALPHONSE DERENNE

52, Boulevard Saint-Michel, 52

1882

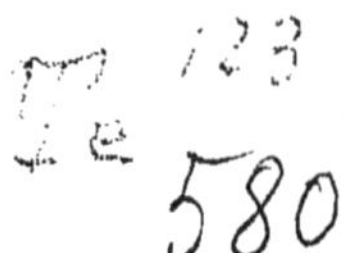

A LA MÉMOIRE DE MON PÈRE

A MA MÈRE

A MON ONCLE LOUIS PANELIER

A MES PARENTS

A MES AMIS

INTRODUCTION

« Nunquam magis periclitatur fama medici quam ubi agitatur de graviditate determinauda » (Van Swieten).

« Le perfectionnement des méthodes et des procédés d'exploration en obstétrique, l'application relativement récente du stéthoscope et du plessimètre venant ajouter de nouveaux signes à ceux déjà connus et transmis par la tradition obstétricale, tout semble concourir aujourd'hui à faire du diagnostic de la grossesse un problème définitivement résolu et touchant à la banalité. Le public lui-même décidant avec sa témérité habituelle d'affirmation, et toujours prêt à trancher les questions dont il ne sait pas le premier mot, n'hésite point à considérer comme un ignorant de première classe le malheureux médecin coupable d'avoir commis une erreur à propos de la grossesse. Et cependant combien ce diagnostic n'est-il pas parfois difficile (M. Pajot, *Travaux de gynécologie*, 1882). »

Ce sont ces lignes, écrites par l'éminent professeur de la Faculté de Paris, qui nous ont inspiré le travail que nous soumettons aujourd'hui à l'appréciation et à la bienveillance de nos juges.

Faire une étude complète des causes qui ont donné lieu à des erreurs dans le diagnostic de la grossesse, eût été entreprendre un sujet trop vaste pour nos forces.

Nous nous sommes borné à rechercher dans quelles

conditions la grossesse avait pû être affirmée alors qu'elle n'existait pas, et indiquer les signes qui permettent d'éviter l'erreur. Notre choix était motivé par deux observations qui nous ont été communiquées par M. Pinard, professeur agrégé à la Faculté de Paris. Dans ces deux cas, des médecins, d'ailleurs très instruits, avaient cru à une grossesse, alors que les femmes présentaient simplement un embonpoint exagéré comme l'a parfaitement reconnu M. Pinard.

Il est d'une grande importance que le praticien sache déterminer d'une manière précise, si la grossesse existe ou n'existe pas ; de son avis dépend souvent le bonheur des familles, l'honneur et la liberté de la femme. Aussi que de soins doit-il apporter dans son exploration, que de réserve et de prudence dans l'appréciation des phénomènes !

Qu'il nous soit permis avant de commencer, de présenter à M. Pajot nos respectueux remerciements pour la bienveillance qu'il a mise à nous donner les indications nécessaires à l'élaboration de ce travail, et pour l'honneur qu'il a bien voulu nous faire en acceptant la présidence de cette thèse.

Nous remercions également M. Pinard de l'obligeance avec laquelle il a mis à notre disposition les observations que nous publions dans cette étude.

ÉTUDE SUR LE DIAGNOSTIC

DES

PRÉTENDUES FAUSSES GROSSESSES

Par fausses grossesses, grossesses apparentes, on désignait autrefois divers états pathologiques plus ou moins graves, capables de simuler la grossesse. Aujourd'hui presque tous les auteurs s'accordent à rejeter l'expression de fausse grossesse, et c'est avec raison qu'ils ont abandonné l'ancienne division des grossesses en grossesses vraies et grossesses fausses. En effet, la grossesse existe ou n'existe pas ; si elle n'existe pas, pourquoi continuer à se servir d'une dénomination qui ne rappelle en rien les maladies qui ont donné lieu à des erreurs de diagnostic ?

Pour nous, il n'y a pas de fausses grossesses ; il y a des médecins qui se trompent, souvent parce qu'ils font un examen incomplet de leurs malades, ou parce qu'ils interprètent mal les symptômes qu'elles présentent. Nous verrons dans le cours de cette étude que, si dans quelques cas l'accoucheur doit rester dans le doute, le plus souvent il pourra grâce à une exploration sérieuse, éviter l'erreur parfois grossière dans laquelle sont tombés des médecins instruits.

Les causes d'erreurs qui ont fait affirmer la grossesse quand elle n'existait pas sont très nombreuses, et il n'en est pas une pour laquelle nous ne pourrions citer des exemples multiples. M. Pajot les a divisés en cinq classes. Nous croyons qu'on peut en ajouter une sixième, qui comprendra les efforts analogues à ceux du travail de l'accouchement.

De sorte que nous avons la division suivante :

1° Fausse interprétation des troubles fonctionnels ;

2° Existence de tumeurs diverses de l'abdomen ou du bassin ;

3° Modifications du col représentant celles de la grossesse ;

4° Signes stéthoscopiques comparables aux bruits utérins et fœtaux ;

5° Sensations trompeuses de mouvements accusés par la mère ;

6° Efforts analogues à ceux du travail de l'accouchement.

I

FAUSSE INTERPRÉTATION DES TROUBLES FONCTIONNELS

On croyait il y a à peine trente ans, et quelques médecins croient encore, que certaines femmes peuvent devenir
enceintes et continuer à avoir leurs règles. La cause de
cette erreur vient de ce que ces médecins appliquent le
non de *règle* à tout écoulement sanguin arrivant au dehors
par les voies génitales. C'est donner à ce terme une signi-
fication trop large. Pour nous, nous n'appelons règle que
*l'hémorrhagie symptomatique accessoire, bien qu'ordinaire
de l'ovulation spontanée.* Or, il est maintenant à peu près
universellement adopté, sinon bien démontré, que l'ovulation cesse dès que l'utérus renferme un œuf fécondé. D'où
vient donc l'écoulement sanguin qu'on peut observer pendant la gestation ? Dans l'espèce humaine, les rapports
sexuels ont lieu en tout temps ; il est donc facile de comprendre que l'orgasme de l'appareil génital, sollicité par
des excitations plus ou moins fréquentes, soit susceptible
d'amener l'hémorrhagie, soit au temps où elle a lieu d'ordinaire, soit à toute autre époque pendant la grossesse.
On ne peut pas dire que ce sont là des règles véritables ;

se sont tout simplement de ces hémorrhagies si faciles à produire, par congestion ou par balistique alors que, comme avait coutume de l'enseigner le professeur Pajot, l'œuf est *pour ainsi dire placenta partout.*

C'est en nous appuyant sur ces raisons qu'à la question de savoir si une femme peut être enceinte et continuer à avoir ses règles, nous répondrons par cet aphorisme de M. Pajot : « *Quand une femme a ses règles en quantité, qualité et régularité égales à ce qu'elles sont d'habitude, sans dispenser d'un examen minutieux, la première pensée de l'accoucheur doit être que la femme n'est pas enceinte.* » Étant ainsi sur nos gardes, nous sommes à l'abri de l'erreur.

« Il convient à cet égard, dit M. Pajot, de se défier par-
« ticulièrement des femmes parvenues à l'âge de trente à
« quarante ans, n'ayant jamais pu avoir d'enfant, et en
« désirant avec d'autant plus de passion qu'elles sentent
« approcher l'heure où toute espérance sera perdue. Ces
« affolées de grossesse prennent aisément leurs désirs pour
« des réalités ; elles trompent le jeune médecin avec tant
« de conviction et de bonne foi, qu'il serait vraiment diffi-
« cile, si l'on n'était suffisamment prévenu, de ne pas
« tomber dans le piège de leurs illusions. Elles ont leurs
« règles, disent-elles, mais une de leurs amies a eu plu-
« sieurs fois ses règles pendant sa grossesse, et elle n'en
« est pas moins accouchée parfaitement bien. D'ailleurs
« leur ventre grossit beaucoup, et elles sentent toujours
« remuer. »

Ce que nous venons de dire nous permet de regarder la suppression des règles comme un signe à peu près constant de la grossesse. Malheureusement il a peu de valeur pour établir le diagnostic, en raison des affections très-nombreuses qui présentent l'aménorrhée parmi leurs symptômes ; vouloir s'appuyer sur lui serait s'exposer à se méprendre. Cependant les femmes y attachent tellement d'importance, qu'elles se croient enceintes dès que leurs règles sont supprimées. Sous l'influence de cette idée, on voit apparaître d'autres symptômes de la grossesse, et dès lors il n'y a plus de doute pour elles. Il importe donc que le médecin sache reconnaître la cause de l'aménorrhée.

L'aménorrhée s'observe dans deux conditions différentes. Dans la première, la menstruation est complètement suspendue ; dans la seconde, elle continue à se faire régulièrement, mais le sang est retenu dans l'utérus. Nous étudierons le premier état sous le nom d'aménorrhée proprement dite, le second sous le nom de rétention des règles.

Aménorrhée proprement dite. — Divers états pathologiques soit de l'utérus, soit du corps entier peuvent produire l'aménorrhée. Ainsi l'inflammation aiguë ou chronique de l'utérus ou de ses annexes, les lésions organiques de la matrice, et surtout celles des ovaires, suppriment la menstruation. Notre second chapitre étant consacré à l'étude de ces affections nous ne ferons que les mentionner ici. Nous ne parlerons pas non plus de l'aménorrhée symptomatique des maladies générales. On sait en effet que les maladies aiguës suppriment parfois les règles quant elles se développent au moment de l'éruption ; que, dans les maladies chroniques, les règles diminuent quand la fièvre hectique s'allume ; mais nous ne croyons pas l'erreur possible dans ces conditions.

L'aménorrhée que nous avont en vue est l'aménorrhée

idiopathique ; celle dans laquelle la suspension et la cessation plus ou moins prolongée de la menstruation dépendent d'une cause qui a porté directement son influence sur cette fonction. Toute perturbation générale plutôt que locale peut la produire, en enrayant les fonctions de l'ovaire ou de l'utérus, en empêchant la fluxion de s'établir, en arrêtant la congestion et l'hémorrhagie, en détournant ou révulsant fortement les mouvements synergiques qui établissent le molimen et déterminent l'écoulement du sang. C'est ainsi que l'impression du froid sous toutes ses formes et sur tous les points du corps, que les chutes, les coups, les commotions, les impressions morales vives, etc., sont les causes occasionnelles les plus fréquentes de cette perturbation.

Les rapports sexuels suffisent à eux seuls assez souvent pour arrêter les règles pendant quelque temps. Tous les accoucheurs savent pour l'avoir souvent observé que, chez des femmes récemment mariées et jusqu'alors bien réglées, les règles peuvent cesser pendant plusieurs mois. Cet suppression, résultat probable de l'irritation ou du trouble produit dans les organes génitaux par les premières approches conjugales, fait croire à une grossesse ; elle est souvent accompagnée d'une augmentation de volume du ventre, d'une sensibilité plus grande des glandes mammaires.

Chez de très jeunes filles qui ne sont réglées que depuis un à deux mois ou ne sont pas encore réglées, l'irritation produite dans les organes, par des rapprochements sexuels prématurés, peut donner lieu à des accidents analogues. M. Bergeron en a publié trois cas dans les annales de

gynécologie (1876). J'en reproduis deux qui sont particulièrement intéressants.

OBSERVATION I

En novembre 1868, dit-il, nous avons en vertu d'une ordonnance
de M. Douel d'Arcq, visité deux filles, Louise et Juliette D..., qui
avaient été victimes d'attentats à la pudeur de la part de leur père.
L'aînée avait 13 ans et demi ; la plus jeune dix ans.

L'aînée, Louise, assez grande, bien développée, avait le ventre dur
et saillant ; elle avait été réglée pour la première fois au mois de mai
de la même année ; c'était au mois de juin qu'avainet eu lieu les rapprochements sexuels ; les règles avaient reparu en juillet, puis avaient
cessé à partir du 6 juillet ; le ventre avait commencé à grossir dès
cette époque.

Nous avons constaté par le toucher que la défloration était complète ; le col était mou, un peu rouge. On ne percevait point de ballottement. La jeune fille disait sentir des mouvements dans le ventre depuis environ trois semaines. Il n'y avait point de ligne brune, les seins
étaient assez developpés et l'aréole était brunâtre ; il n'y avait point
de sécrétion.

On ne percevait ni le souffle utéro-pla·entaire, ni les battements
du cœur du fœtus.

Dans ces circonstances la grossesse ne pouvait être affirmée. L'instruction de cette affaire fut longue, et la comparution de l'inculpé devant
les assises n'eut lieu qu'au mois de mars 1869. La jeune fille qui,
si elle avait été enceinte, aurait dû être au terme de sa grossesse,
avait le ventre moins saillant, les règles avaient reparu en décembre. Il
n'y avait pas eu de grossesse.

Observation II

Au mois de septembre 1871, une fille, Joséphine Sch..., âgée de 13 ans, qui servait chez un médecin, dans la banlieue de Paris, fit au commissaire de police la déclaration suivante : quelques mois auparavant, servant comme petite bonne chez un logeur du même pays, elle avait été victime d'attentats réitérés de la part de plusieurs ouvriers qui prenaient leurs repas dans cette maison. Le maître chez lequel elle servait avait été étonné de la saillie du ventre de cette très jeune fille ; la considérant comme enceinte, il l'avait fait conduire chez le commissaire de police qui reçut sa déclaration.

Cette petite fille avait été réglée trois mois avant le moment où s'é-taient passés les actes dont elle avait été victime (elle n'avait pas encore 13 ans) ; depuis le mois de juillet, les règles n'avaient pas reparu.

Le ventre était très-saillant et pointait en avant ; l'enfant était gênée dans sa marche, les seins étaient développés, et l'aréole, brunâtre, était recouverte de boutons. Par le toucher et l'examen au speculum, on ne constatait rien au col. La défloration était complète.

L'enfant ne sentait aucun mouvement dans le ventre. On ne percevait ni ballottement, ni battement de cœur du fœtus, ni souffle utéro-placentaire. Mais si cette jeune fille était enceinte, elle ne devait être qu'au 4e ou 5e mois de sa grossesse ; à cette époque ces signes certains de la grossesse ne sont point encore perceptibles.

On devait donc rester dans le doute. Pendant l'instruction de cette affaire, cette jeune fille fut mise dans un asile, où on la garda pendant plusieurs mois. Les règles reparurent vers le mois de mars. Il n'y avait pas eu de grossesse.

Cette facilité que possède la menstruation d'être modifiée par les causes les plus légères, lui est commune avec la plupart des autres actes de la reproduction. L'impressionnabilité de l'appareil génital est telle que M. Raciborski

a cru pouvoir attribuer certaines aménorrhées à la simple
crainte d'une grossesse après une faute ou au vif désir
d'avoir des enfants après une longue stérilité. C'est à cette
forme d'aménorrhée qu'il a donné le nom d'*aménorrhées
par causes psychiques*, et qui, d'après lui, constituent un
état pathologique réel ayant son individualité qu'il importe
de savoir distinguer des autres espèces d'aménorrhées. Tout
porte à croire que de vives préoccupations de l'esprit peuvent réagir d'une manière réflexe sur le grand sympathi-
que, et étendre leur influence même aux actes de la vie
organique de l'appareil de la reproduction. On voit ainsi
apparaître des retards plus ou moins longs dans l'apparition des règles, ou une aménorrhée d'assez longue durée.
« Plusieurs fois, dit M. Raciborski, nous avons eu l'occasion d'être consulté par des femmes qui sans cesse poursui-
vies par la crainte d'une grossesse, comptaient avec impatience les jours qui les éloignaient encore de la prochaine
époque menstruelle ; en épiant avec anxiété les symptômes
qui précédaient habituellement chez elles ces époques, elles
attendaient l'apparition des règles comme une sorte d'arrêt
auquel été attaché leur honneur. » Il est alors facile de
comprendre qu'une impression morale aussi profonde puisse
agir sympathiquement sur les ovaires. Le résultat sera
l'arrêt de la congestion physiologique qui accompagne l'ovulation, arrêt qui pourra aller jusqu'à la suppression des
règles.

Il n'y a pas que la femme chez qui on puisse observer
l'influence de l'imagination sur les organes génitaux ;
l'homme lui-même en présente des exemples. On a vu souvent des hommes vigoureux qu'une crainte imaginaire ren-

dait momentanément impuissants. Montaigne, en parlan
de la force de l'imagination, raconte le fait suivant, donnant presque à entendre que pareille chose était arrivée à
lui-même. « Je sais, dit-il, par expérience, que tel de qui
« je puis respondre comme de moy-mesme, en qui il ne
« pouvait choir de soupçon aucun de faiblesse, et aussi
« peu d'enchantement, ayant ouï faire le conte à un sien
« compagnon d'une défaillance extraordinaire en quoi était
« tombé sur le point qu'il en avait le moins de besoin, se
« trouvant en pareille occasion, l'horreur de ce conte lui
« vint tout à coup si rudement frapper l'imagination qu'il
« encourait une fortune pareille, et de là fut subject à y
« rechoir, ce vilain souvenir de son inconvénient le gour-
« mandant et tyrannisant. »

Si la peur d'être enceintes suffit pour produire l'aménorrhée chez certaines femmes, une trop grande concentra-
tion des idées vers la maternité, l'immense désir d'avoir des
enfants, peut aussi agir d'une manière réflexe et occasion-
ner une suspension plus ou moins longue de la menstruation.

La plupart des exemples des grossesses, dites *nerveuses*,
n'ont pas d'autre origine. La femme, presque toujours
hystérique, craint d'abord de rester stérile, et sous l'influence de cette crainte l'aménorrhée survient. Dès lors, il
il n'y a plus de doute pour elle. A l'aménorrhée se joignent
bientôt des sensations plus particulières à la grossesse, telles
que : nausées, gonflement des seins, augmentation de volume du ventre et même quelques contractions brusques
dans les intestins ou des déplacements de gaz dans le tube
digestif faisant croire aux mouvements de l'enfant. L'aréole

des seins peut prendre la coloration plus ou moins foncée propre aux femmes enceintes ; on en a même vu chez qui les glandes mammaires devenaient le siège d'une sécrétion lactée.

Observation III

Aménorrhée par cause psychique (Raciborski, *Gaz. des Hóp.* 1865).

Mme de S..., âgée de 22 ans, était mariée depuis dix-huit mois, ayant fait au commencement une fausse couche de deux mois, elle désirait vivement réparer ce malheur par une nouvelle grossesse. Cependant, ce n'est qu'au bout de huit mois qne les règles avaient manqué pour la première fois. La jeune femme, ainsi que sa mère, en avaient conçu la plus vive joie, car elles n'avaient pas eu un instant de doute que c'était le résultat naturel d'une grossesse. D'après Mme de S..., elle aurait même éprouvé, quelque temps après, des nausées accompagnées de sentiment de gonflement dans les seins et au bas ventre. Au bout de trois mois d'aménorrhée, à la suite d'un voyage de Vichy à Paris, la malade s'était aperçue de quelques taches de sang sur la chemise. Dans la nuit, cette petite hémorrhagie a pris l'aspect d'une perte tellement abondante, qu'on nous a prié de passer immédiatement chez elle. Un confrère déjà appelé avait déclaré qu'il s'agissait d'une fausse couche imminente, car il avait cru reconnaître des parcelles de placenta au milieu de caillots rendus. Ayant examiné les caillots, nous n'avons rien vu qui eût les caractères réels du placenta. Nonobstant cela, n'ayant aucun motif pour mettre en suspicion la déclaration de la malade, nous l'avons crue enceinte sur parole. Le ventre était tuméfié légèrement dans sa partie inférieure. Le col était assez mou, mais à peine entr'ouvert. La fausse couche ne nous paraissait pas aussi imminente qu'à notre confrère.

Ayant ordonné les moyens ordinaires préconisés contre l'hémorrhagie, celle-ci devint bientôt insignifiante et tout alla pour le mieux. Au bout de quelques jours, la malade prétendait sentir quelques mouvements qu'elle rapportait à son enfant. Cependant le vingt-huitième jour après l'hémorrhagie dont il a été question, quelques nouvelles taches de sang avaient apparu sur la chemise ; cette fois l'hémorrhagie ne dépassa pas les proportions de l'écoulement menstruel et s'arrêta le cinquième jour.

Frappé de cette particularité, nous éprouvâmes pour la première fois quelques doutes sur la position de la malade, et nous avons pensé qu'il fallait absolument nous assurer par un examen attentif où nous en étions avec cette grossesse.

On peut se faire facilement l'idée de notre surprise lorsque, après avoir cru de bonne foi pendant si longtemps à une grossesse, nous n'avons point trouvé notre malade enceinte.

Telles sont les principales causes capables de produire l'aménorrhée idiopathique. Il n'est pas toujours facile, surtout au début, de la distinguer de la suppression physiologique des règles qui accompagne la grossesse. Si dans quelques cas, l'apparition de symptômes congestifs du côté du bassin ou bien d'hémorrhagies supplémentaires peut mettre sur la voie du diagnostic, il faut avouer que l'aménorrhée est loin de se présenter toujours avec ce cortège de symptômes. Parfois, au contraire, elle s'accompagne, comme nous l'avons vu, de symptômes propres à une grossesse commençante, et dans ce cas, de même que dans nos deux premières observations, on sera obligé d'attendre, pour établir le diagnostic d'une façon positive, l'époque où apparaîtraient les signes certains de grossesse si celle-ci existait. On ne saurait être trop circonspect, car si la femme est déclarée enceinte et qu'elle n'accouche jamais, il sera difficile au médecin de faire accepter, par sa cliente et sa famille, une interprétation favorable à son savoir obstétrical. Ici plus que dans tout autre cas, le médecin doit se rappeler ce précepte de M. Pajot : dans les cas obscurs le temps est le meilleur moyen de diagnostic.

Lorsqu'on aura affaire à une aménorrhée datant déjà de quelques mois, l'absence des modifications du col, du ballottement et des bruits du cœur mettra un explorateur sérieux à l'abri de l'erreur.

Rétention des règles. — Cet état morbide est caractérisé par le défaut d'apparition des règles, le sang exsudant dans la cavité utérine, mais étant empêché d'en sortir par une cause quelconque. Il diffère de l'aménorrhée en ce que le défaut d'hémorrhagie n'est qu'apparent. L'aménorrhée supprime les règles, la rétention n'en supprime que la manifestation.

La rétention des règles congénitale ou accidentelle a pu tromper le médecin. L'erreur a été commise plus d'une fois, entr'autres par l'accoucheur Smellie. Macaulay prit aussi un jour la membrane hymen pour la poche des eaux.

Russel nous a laissé l'histoire d'une femme qui avait tous les symptômes de la grossesse : suppression des règles, volume du ventre, seins gorgés de lait, mouvements du fœtus, et qui fut débarrassée au bout de neuf mois par une perte. Les mêmes phénomènes revinrent ainsi pendant 20 ans. A l'autopsie on trouva les organes génitaux à l'état normal.

Nous trouvons dans les Annales de gynécologie (1874) l'observation suivante :

OBSERVATION IV

Rétention des règles par imperforation de l'hymen
(M. Tillaux, ann. Gynec. 1874).

Une jeune fille de 28 ans, parfaitement constituée, n'avait jamais été réglée, mais avait éprouvé depuis plusieurs années, à des moments revenant d'une façon périodique, plusieurs troubles du côté du bas ventre, accompagnés de douleurs lombaires, parfois assez vives, mais qui ne l'obligeaient pas à suspendre son travail ; car elles se dissipaient d'elles-mêmes au bout de quelques jours. Le mois dernier elle avait eu une épistaxis rebelle, et le mois d'avant des hémorrhoïdes, qu'elle portait depuis plusieurs années, avaient fourni une quantité de sang assez abondante. Il y a huit jours, prise tout d'un coup, dans le courant de la journée et au milieu de son travail, de douleurs abdominales violentes, elle fut obligée de quitter l'atelier et de se mettre au lit. Un médecin fut appelé en toute hâte, trouva cette fille dans un état de surexcitation très grande, et en proie aux coliques le plus intenses. La palpation du ventre, qui était manifestement plus volumineux, plus dur et bosselé, lui fit venir immédiatement à l'esprit l'idée d'une grossesse, et lorsque après avoir écarté les cuisses de la malade, il vit au niveau de la vulve une tumeur tendue d'un rouge bleuâtre, fluctuante, qui écartait les deux grandes lèvres, il ne crut plus le doute permis, c'était la poche des eaux qu'il avait sous les yeux, il avait affaire à un accouchement. Cependant cette pauvre fille ne cessait d'émettre les dénégations les plus absolues, qui, jointes surtout au commémoratif précieux que les règles n'avaient jamais paru chez elle, finirent par ébranler la conviction du médecin qui fit transporter la patiente à Lariboisière, dans le service de M. Tillaux.

L'absence des règles jusqu'à ce jour, les coliques intermittentes qui ne pouvaient être que de nature utérine, le volume de la matrice remontant au moins à quatre travers du doigt au-dessus du pubis et à gauche de laquelle se trouvait dans la fosse iliaque une masse pâteuse en forme de boudin, enfin la constatation par le toucher rectal d'une tumeur énorme et fluctuante dans l'excavation du sacrum, tous ces symptômes réunis mirent sur la voie du diagnostic, il existait chez cette jeune fille une rétention de menstrues par imperforation de l'hymen ; et la tumeur arrondie d'un rouge vineux qui venait faire saillie au niveau de la vulve, et qui avait laissé croire à une grossesse, chez une personne aussi complètement vierge, cette tumeur était évidemment formée par le sang des règles accumulé dans les organes génitaux internes et repoussant en avant un hymen imperforé très épaissi.

Cette observation explique très bien la possibilité momentanée d'une méprise. On comprend que si le sang des règles reste dans l'utérus, le ventre doit nécessairement augmenter de volume à chaque époque menstruelle. Il arrive qu'après un certain temps, la matrice distendue forme une tumeur à l'hypogastre, tumeur qui s'élève plus ou moins haut, suivant l'abondance du liquide épanché. Le médecin est alors tenté de l'attribuer à une grossesse, idée vers laquelle semblent naturellement le reporter le développement du ventre, sa forme proéminente et arrondie, les coliques et parfois les sensations prurigineuses du mamelon accusées par la femme ; si bien que, comme le fait observer judicieusement Boyer, des jeunes filles imperforées, c'est-à-dire se trouvant dans l'impossibilité complète de devenir mères, sont accusées d'être enceintes malgré toutes leurs dénégations.

Cherchons donc si dans la marche de la maladie il existe des caractères qui nous permettent de porter le véritable diagnostic.

Causes. — L'obstacle qui s'oppose à l'écoulement des

règles est congénital ou accidentel. Lorsqu'il est congénital on dit qu'il y a imperforation. Celle-ci est due, quels qu'en soient le siège et l'étendue, à un arrêt de développement.

Lorsque l'obstacle est accidentel on dit qu'il y a oblitération. Elle est produite par des adhérences soudant l'une à l'autre deux surfaces antérieurement ulcérées ou bien gangrenées, comme cela s'observe quelquefois à la suite d'accouchements longs et laborieux ou de cautérisations inopportunes et mal appliquées. On a dit aussi que la syphilis, la diphtérie, la variole pouvaient amener cette oblitération.

Symptômes. — Quoi qu'il en soit, la rétention des règles s'accompagne le plus souvent de phénomènes locaux et généraux.

Dans les cas d'imperforation, encore appelée atrésie congénitale, de même que dans les cas d'oblitération ou atrésie accidentelle, le début est le plus souvent silencieux ; parfois cependant, même dans le principe, les accidents sont bien plus graves dans la seconde espèce.

Tout d'abord les malades ne se plaignent que d'une sensation de gêne et de pesanteur dans le bassin, sensation qui se montre lors de la première époque menstruelle, soit au moment de la puberté (atrésie congénitale) soit quelque temps après le rétablissement de la femme (atrésie accidentelle). Puis, au retour d'une nouvelle époque, au sentiment de pesanteur se joignent des douleurs de reins qui s'irradient vers l'hypogastre et durent de trois à huit jours ; elles augmentent d'intensité à mesure qu'elles se répètent, elles deviennent plus fréquentes et peu à peu elles prennent un caractère franchement expulsif ; elles sont en tout semblables aux contractions utérines provoquées par l'accouchement.

En même temps apparaît une tumeur hypogastrique formée par la matrice distendue, conséquence inévitable de la rétention des règles. D'abord contenue dans le petit bassin, elle arrive vite à le déborder, puis elle s'élève progressivement dans la cavité abdominale jusqu'à ce qu'elle soit arrivée au volume d'une grossesse à terme ; rarement elle va au-delà. Un caractère important pour le diagnostic différentiel d'avec la grossesse, c'est que la tumeur fait ces progrès par saccades ; au moment des règles elle augmente, elle diminue ensuite, mais elle reste toujours plus volumineuse qu'elle ne l'était auparavant. Sa forme est presque toujours arrondie, globuleuse ; on la trouve ordinairement sur la ligne médiane.

Les trompes peuvent, elles aussi, être dilatées par le sang menstruel ; dans ce cas, on sent par le palper que la tumeur formée par l'utérus est flanquée d'un côté ou des deux, d'un renflement ovoïde cylindrique ou vermiforme, mou et roulant sous le doigt.

La compression de la tumeur sur les organes voisins produit des accidents variés, tels que des fourmillements et des engourdissements dans les membres, de la constipation, du ténesme vésical, de la rétention ou de l'incontinence d'urine.

Quelque temps après le début, se manifestent du dégoût, la perte de l'appétit, des nausées et même des vomissements. Du côté du système nerveux on observe un état singulier d'impatience et d'agacement. Enfin on voit survevenir des douleurs insupportables, des suffocations et même de véritables accès de dyspnée. Le calme qui sépare chaque période menstruelle devient de plus en plus court, la santé générale s'altère profondément et la vie des malades n'est plus qu'une longue série de souffrances continues entremêlées d'exacerbations périodiques.

A ce tableau des symptômes qui accompagnent la rétention des règles, nous devons ajouter l'existence d'une tumeur à l'entrée de la vulve dans les cas d'imperforation de l'hymen. Cette tumeur d'un rouge vif ou violacé acquiert souvent le volume d'une tête de fœtus et fait bomber le périnée ; elle a été prise, comme nous l'avons vu, pour la poche des eaux. D'ordinaire rénitente et insensible, elle devient tendue et douloureuse au moment de la crise menstruelle.

Diagnostic. — Nous venons de voir que si la rétention des règles ne possède pas de signes absolument pathognomoniques, elle présente au moins à sa suite un ensemble de manifestations assez caractéristiques. Lors donc que chez une femme nous constaterons l'absence de tout écoulement, le rapport existant entre le début des accidents et l'époque présumée de la venue des règles, le caractère expulsif des douleurs, leur durée de trois à huit jours et leur retour à un mois environ d'intervalle, leur siège aux lombes, à l'hypogastre et au périnée, enfin l'apparition d'une tumeur soit à la vulve, soit au dessus du pubis, nous croirons avec M. Courty être en droit de diagnostiquer la rétention des règles, et d'écarter la possibilité d'une grossesse.

Mais il n'en est pas toujours ainsi ; quelques uns des

symptômes dont nous venons de parler manquent souvent.
Il faut alors recourir au toucher vaginal et rectal ; ce dernier doit être seul employé chez les vierges à moins d'accidents généraux graves, dans lequel cas il ne faudrait pas
hésiter à sacrifier l'hymen pour faire une exploration sérieuse. Le toucher fait percevoir une tumeur fluctuante,
mollasse, qui parfois fait saillie dans l'intestin, et manifestement constituée par l'utérus. La fluctuation sera encore
mieux perçue si pendant que le doigt est en contact avec
l'utérus, on presse sur le fond de cet organe avec l'autre
main à travers la paroi abdominale. Ce signe joint à l'absence du ballottement, des mouvements actifs et des bruits
du cœur, nous conduira à la vérité.

Il est donc possible de distinguer la rétention des règles
de la grossesse lorsqu'on est arrivé à une époque telle qu'on
percevrait les signes de certitude si la grossesse existait ;
mais dans les premiers temqs le diagnostic est extrêmement
difficile, sinon impossible. En l'absence des symptômes locaux et généraux de la rétention des règles, on ne se pro-
noncera pas, à moins que l'on ne constate manifestement
l'obstacle au cours du sang.

TROUBLES MAMMAIRES, DIGESTIFS, ETC.

En raison de la sympathie qui existe entre l'utérus et les
mamelles, les divers symptômes que l'on observe du côté
de ces derniers organes pendant la grossesse peuvent aussi
apparaître chaque fois que, pour une cause quelconque,
les menstrues seront supprimées. Le gonflement des seins,

le développement des tubercules de Montgomery, etc., ont été vus quelquefois dans un simple retard des règles. Ces signes qui, chez les multipares, proviennent souvent d'une grossesse antérieure, peuvent manquer chez les primipares, et par contre se présenter chez des femmes enceintes. Cazeaux rapporte l'observation d'une jeune fille dépourvue de vagin et d'utérus et offrant aux mamelles, les symptômes d'une grossesse. Bien souvent une excitation trop vive des organes génitaux, ou une irritation locale a été le point de départ de ces symptômes. On ne peut donc pas s'appuyer sur eux pour diagnostiquer une grossesse.

La présence d'un liquide lactescent qu'on fait sourdre par la pression ne suffit pas davantage. De même que ce signe peut manquer chez des femmes grosses, il a été observé chez des vierges ou des femmes ayant dépassé la ménopause. L'apparition du lait peut être due à de simples succions. Tout le monde connaît l'histoire de cette jeune fille, qui fut surprise, dans la prison où son père était condamné à mourir de faim, allaitant le vieillard, quoiqu'elle ne fût ni mère ni grosse.

Quant aux troubles digestifs : malaises d'estomac, nausées, vomissements, bizarreries d'appétit, etc., ce sont des symptômes communs à trop de maladies pour qu'on y attache jamais grande importance.

Nous n'insisterons pas davantage ; ces signes accessoires de la grossesse ne deviendront jamais des causes d'erreurs comparables aux interprétations erronées des phénomènes de la menstruation.

II

EXISTENCE DE TUMEURS DE DIFFÉRENTE NATURE SIÉGEANT DANS LE BASSIN OU L'ABDOMEN.

Les états organiques variés qui ont leur siège, soit dans l'utérus, soit dans les autres viscères abdominaux, soit enfin dans le péritoine, forment un groupe très distinct parmi les causes qui ont fait affirmer une grossesse qui n'existait pas. Pas une des erreurs de ce genre, pouvant être commises, ne manque d'exemples. Kystes de l'ovaire, ascite fibrômes, engorgements utérins, météorisme, etc., pour toutes ces productions, pour tous ces états pathologiques, nous citerons des cas d'erreurs de diagnostic reconnus plus tard soit par leurs auteurs eux-mêmes, soit par d'autres praticiens. Nous verrons en même temps s'il est possible d'éviter la méprise, et quels sont les signes qui nous le permettront.

Pour mettre un peu d'ordre dans notre étude nous étudierons d'abord les maladies de l'utérus qui ont été prises pour des grossesses, puis celles des ovaires et du péritoine ; la tympanite intestinale et la diathèse adipeuse seront également différenciées de la grossesse.

1° MALADIES DE L'UTÉRUS

Engorgement de l'utérus. — M. Courty désigne ainsi une tuméfaction permanente constituée par l'infiltration entre les éléments anatomiques normaux de l'utérus, de matière organique liquide ou semi-liquide.

Cette affection en impose quelquefois pour une grossesse commençante, car les règles sont souvent supprimées ; des troubles digestifs et des modifications mammaires peuvent survenir. Schmitt, dans son recueil d'observations sur des cas de grossesses douteuses, cite le cas (obs. XIX, p. 106) d'un engorgement simple de l'utérus qui s'était accompagné des phénomènes ci-dessus. Le volume du ventre s'accrut de jour en jour ; les mouvements de l'enfant devinrent plus prononcés d'après le dire de la femme. Mais au toucher on constatait simplement un gonflement du segment inférieur de la matrice avec effacement du col sans dilatation de l'orifice ; il n'y avait aucune trace de fœtus ni d'un autre corps étranger.

L'erreur n'est possible qu'au début ; encore serait-on tiré d'embarras par la douleur et la difficulté dans la marche qui accompagne l'engorgement de l'utérus, ainsi que par l'état stationnaire du globe utérin. Le toucher fait reconnaître que la portion intra-vaginale du col est hypertrophiée dans des proportions telles, que les plus gros spéculums ne peuvent l'embrasser. Les deux lèvres sont renversées au dehors par l'effet de la tuméfaction, et l'on observe que l'une des lèvres est souvent plus grosse que l'autre ; mais l'engorgement est général, il est seulement un peu plus fort sur une des lèvres que sur le reste du col ou de l'utérus. En même temps que l'hypertrophie, on constate que le col est mou, pâle, blafard, comme œdématié, et non rouge et chaud comme dans la grossesse.

Plus tard, c'est-à-dire vers le quatrième ou le cinquième mois, il n'est plus permis de se méprendre : aucun signe important de la grossesse n'est observé. Par le palper on ne sent rien qui rappelle les parties fœtales ; il n'y a pas de ballottement, pas de mouvements actifs ni rien qui ressemble aux bruits du cœur fœtal.

Hydrométrie. — L'hydrométrie, ascite utérine ouhydropisie de la matrice des anciens, est une maladie fort rare et de nature mal déterminée.

Nægelé et Stoltz la considèrent comme exclusivement due à la mort du produit de la conception. Elle aurait donc la plus grande analogie avec la grossesse molaire ; elle n'existerait jamais en dehors de la gestation.

Nonat admet une hydropisie muqueuse, due à une sécrétion anormale de la membrane interne de l'utérus enflammée, et coïncidant avec une oblitération du col. Scanzoni qui professe une opinion analogue, ne la croit possible que lorsque la menstruation a cessé depuis longtemps sous l'influence de l'âge ou chez les jeunes femmes qui souffrent d'une aménorrhée complète. Dans des conditious opposées, il y aurait rétention de sang au lieu de mucus. M. Courty partage l'opinion de Scanzoni.

L'accumulation de liquides dans la matrice produisant la distension de cet organe et par suite le développement de l'abdomen, devait naturellement donner lieu à des erreurs de diagnostic. Guillemeau dit qu'une femme qui se croyait enceinte et même en travail pour accoucher ne rendit qu'un seau d'eau.

Desormeaux, dans l'article grossesse du dictionnaire en trente volumes, raconte le fait suivant : une princesse allemande d'un âge avancé était parvenue à l'époque de la cessation des règles ; l'utérus et les mamelles se développaient de jour en jour. Elle consulta son médecin ordinaire et un accoucheur ; on la crut enceinte, et on fit tous les préparatifs de l'accouchement. A quelque temps de là elle rendit par la vulve une énorme quantité d'eau et la matrice ne tarda pas à s'affaisser. Un peu après, les mêmes symptômes se renouvelèrent ; on s'attendait à un flux de même nature que la première fois ; elle accoucha d'un enfant viable, au préjudice de la réputation des accoucheurs les plus expérimentés.

Dans la *Gazette médicale*, année 1854, nous trouvons l'observation suivante :

OBSERVATION V

Hydrométrie simulant une grossesse (Dard. *Gaz. Méd.*, 1854).

Bouillot (Françoise) de Mâcon, âgée de 34 ans, habituellement bien portante, a eu trois enfants ; le dernier il y a quatre ans, elle a toujours conservé depuis des douleurs dans le bas ventre et dans les reins. Il y a dix-neuf mois que son ventre a commencé à grossir, il a continué à se développer pendant neuf mois. Pendant cet espace de temps elle a eu deux fois ses règles, mais pendant quelques heures seulement, la première fois un mois et demi après le début, et la seconde trois mois après. La malade se croit enceinte : elle ressent des mouvements analogues à ceux du fœtus, ses seins sont gonflés, la sécrétion laiteuse est abondante. A l'apparition des premières douleurs elle se rend à la Maternité de Mâcon. Une sage-femme après l'avoir touchée lui dit qu'elle n'est sans doute pas enceinte, que du reste rien n'indique que le travail soit commencé. Les douleurs continuent et augmentent ; elle perd environ trois litres d'eau et son ventre diminue un peu.

A partir de ce jour il y a eu pendant trois mois un écoulement d'environ deux litres chaque jour ; son ventre a repris peu à peu son volume normal. Il n'y a jamais eu expulsion d'un corps étranger pouvant faire soupçonner l'existence d'une môle.

Les observations précédentes nous démontrent parfaitement que l'hydrométrie peut exister en dehors de la gestation. Quelle que soit sa cause, le fait de l'accumulation dans la matrice des liquides qui y sont sécrétés, suffit, comme nous venons de le voir, pour déterminer l'apparition de certains symptômes de la grossesse. La femme se plaint d'abord d'une douleur dans la région des lombes et à l'hypogastre ; les règles se suppriment et bientôt on peut constater la présence d'une tumeur occupant la ligne médiane dès le début, de forme ovoïde, à grand diamètre vertical, s'élevant vers l'ombilic, comme le fait l'utérus dans la grossesse. La femme qui se croit déjà enceinte est confirmée dans son opinion parce qu'aux phénomènes précédents s'ajoutent la tuméfaction des mamelles et l'écoulement d'une certaine quantité de lymphe laiteuse.

Des autres signes de la grossesse, quelques-uns se montrent quelquefois ; ce sont la gêne dans la miction et la défécation, l'œdème des membres inférieurs, les troubles digestifs, le bruit de souffle utérin. Par le toucher vaginal, le doigt qui explore constate en même temps que le développement et l'effacement du col, une résistance qui a quelque analogie avec l'état de grossesse.

Diagnostic. — L'écoulement qui se produit quelquefois par le vagin, la nature de cet écoulement, les alternatives de tuméfaction et de retour à l'état normal du volume de l'utérus, serviront à faire reconnaître l'hydrométrie. De plus le toucher est douloureux. La tumeur d'ailleurs est plus molle et plus fluctuante que l'utérus contenant un fœtus. Enfin l'absence de ballottement et des bruits du cœur fœtal viendront confirmer le diagnostic.

Nous avons déjà eu l'occasion de parler plusieurs fois du ballottement ; à propos des tumeurs fibreuses de l'utérus et des kystes de l'ovaire, nous verrons que son absence sera pour nous un signe précieux pour faire le diagnostic entre ces états morbides et la grossesse. Nous croyons donc utile avant d'aller plus loin de dire quelques mots sur ce phénomène que M. Pajot considère comme aussi probant que les bruits du cœur.

On a donné le nom de *ballottement* aux mouvements que l'on communique aux fœtus dans le sein de la mère. Ces mouvements peuvent être perçus de deux façons différentes : soit par le palper abdominal, soit par le toucher vaginal, d'où deux sortes de ballottement, le *ballottement abdominal* et le *ballottement vaginal*. Nous ne parlerons pas du mode opératoire employé pour obtenir le ballottement, il est connu de tout le monde. Ce sur quoi nous voulons particulièrement insister, c'est que ce phénomène est absolument spécial à la grossesse normale parvenue au dernier tiers de sa durée ; aucune tumeur pathologique, quelle qu'elle soit, ne peut le présenter.

« L'utérus gravide, à partir du dernier tiers de la grossesse, et parfois de la seconde moitié, dit M. Pajot, est la seule tumeur abdominale dans laquelle on puisse percevoir nettement la présence de *corps solides mobiles dans un liquide*. Qu'on ne m'objecte ni les calculs vésicaux, ni les flexions utérines, ni ces kystes ovariques anciens, à parois épaisses et à stalactites fibreuses envoyant leurs prolongements dans la cavité. J'ai eu l'occasion d'examiner deux fois des calculs, trois cas de ces kystes, et un grand nombre de flexions, et la confusion me semble tout-à-fait impossible. »

En effet, on peut bien rencontrer des tumeurs qui réalisent ces deux conditions, solides et liquides à la fois, mais alors le liquide est contenu dans le solide ; dans la grossesse c'est le solide qui est contenu dans le liquide.

Cependant il ne faut pas se contenter du ballottement abdominal, mais toujours rechercher le ballottement vaginal. Quand on l'a perçu nettement, on est en possession d'un signe de la plus grande valeur. P. Dubois s'en contentait souvent pour affirmer sûrement la grossesse. M. Pinard le met avec raison au même rang que les mouvements actifs et les bruits du cœur. Il est même des cas où seul il fait reconnaître la grossesse ; ainsi lorsque le fœtus est mort, on ne perçoit ni mouvements actifs, ni battements cardiaques, mais si par le toucher l'on vient à constater le ballottement, on sera certain de la présence dans l'utérus d'un produit de conception.

Physométrie. — Cette affection est caractérisée par un

développement de gaz dans la cavité utérine. De même que
l'hydrométrie, Stoltz et Nægelé considèrent la physométrie
comme intimement liée à la gestation ou aux suites de couches. Dans le premier cas, le gaz développé serait dû à la
décomposition du fœtus, et alors on observerait une hydro-
physométrie. Dans le second cas, les gaz seraient produits,
à la suite de l'accouchement, par la putréfaction d'un caill-
lot, ou des débris des annexes du fœtus restés en partie
dans la matrice. En résumé ces auteurs rejettent l'opinion
des anciens qui pensaient que la muqueuse utérine pouvait
accidentellement devenir le siége d'une sécrétion gazeuse.
Si cette doctrine était parfaitement démontrée, on en pourrait
conclure que chez les nullipares, ou plusieurs mois après
l'accouchement chez les multipares, on devrait par exclu-
sion, écarter d'un diagnostic douteux la possibilité de la
physométrie. M. Tessier de Lyon soutient le contraire et
cite quelques observations qui prouvent que la doctrine
ancienne ne doit pas être absolument repoussée. Nous par-
tageons cette manière de voir et nous nous appuyons pour
cela sur les observations suivantes :

OBSERVATION VII.

Pneumatose utérine simulant la grossesse (Batten. — *Gaz. Méd.* 1834).

Appelé par une dame pour sa fille, âgée de 19 ans, non mariée et
que l'on accusait d'être enceinte, je la trouvai d'une constitution ro-
buste, mais très amaigrie ; elle avait l'air abattu ; la langue était
blanche et large ; le pouls très petit et donnant 84 ; elle éprouvait de
fréquents vomissements le matin, se plaignait d'anorexie et de consti-

pation. Sa maladie remontait à.plusieurs mois, et elle l'attribuait à ce qu'elle s'était exposée au froid et à l'humidité un mois avant, ayant ses règles, qui avaient cessé de continuer; elles n'avaient pas reparu depuis. Trois mois après ou environ, elle commença à s'apercevoir que son ventre prenait un volume extraordinaire, et depuis il a été continuellement en augmentant. Il avait alors celui d'une femme arrivée au septième mois de la grossesse et l'on distinguait très facilement l'utérus remontant jusqu'à l'ombilic. J'appliquai le stéthoscope sur différentes parties de l'abdomen, et ne distinguai aucun bruit que je pusse rapporter au fœtus. Les mamelles étaient flasques, et l'aréole qui entoure le mamelon n'offrait pas cette couleur animée qui indique si souvent la grossesse. Cependant, comme on ne voulut pas permettre le toucher, je ne pus savoir exactement si ce développement de l'utérus dépendait d'une grossesse ou d'un état morbide.

Trois jours après je revis la jeune demoiselle, et, à mon grand étonnement, je trouvai l'abdomen revenu à ses dimensions ordinaires. On ne sentait plus l'utérus au-dessus des pubis, et déjà il s'était opéré une amélioration dans l'état de la malade. Elle me rapporta que le soir même du jour où elle était venue chez moi, elle avait senti en se couchant quelque chose qui se serait ouvert dans son ventre, et qu'aussitôt il était sorti par le vagin une quantité très abondante d'un gaz excessivement fétide, mêlé avec quelques caillots de sang.

<h3 style="text-align:center">Observation VIII</h3>

(Tessier de Lyon Gaz. Méd. 1844). Tympanite utérine simulant une grossesse.

Madame Rey, âgée de 43 ans, d'un tempérament éminemment nerveux, d'une constitution forte, entre à l'Hôtel-Dieu le 4 mai 1840 pour se faire traiter d'une métrite chronique compliquée d'hystérie.

Les symptômes principaux que présentait cette malade étaient un engorgement du corps et du col de la matrice facilement appréciable par le toucher, un écoulement leucorrhéique datant de 15 ans, un retard des menstrues depuis 2 mois et demi, des douleurs dans l'hypogastre et les reins, des accès hystériques assez fréquents.

Un mois plus tard, le ventre commença à se développer et la perte blanche diminua d'une manière sensible.

A partir de cette époque le volume du ventre devint chaque jour plus considérable et comme les règles ne reparaissaient pas, la malade conçut le soupçon d'une grossesse. Je pratiquai le toucher par le vagin et l'hypogastre. Je reconnus parfaitement que l'utérus formait une tumeur volumineuse mais légère, car mon doigt la soulevait très facilement. La percussion du bas ventre fournissait d'ailleurs un son clair, parfaitement distinct.

Il y avait six mois au moins que les règles étaient supprimées, l'utérus remontait presque jusqu'à l'ombilic ; la femme persistait à se croire enceinte ; elle prétendait même sentir quelquefois des mouvements analogues à ceux du fœtus ; (moi au contraire, je pensais qu'elle était dans l'erreur et qu'elle était affectée d'une tympanite utérine. Je basais non diagnostic sur ce que l'auscultation ne faisait entendre ni bruit de souffle ni battements du cœur fœtal, sur le météorisme du ventre, sur la légéreté de la tumeur utérine) ; il y avait, dis-je, six mois que les règles étaient supprimées, quand tout à coup la malade fut prise de douleurs tout à fait semblables à celles de l'accouchement, partant des reins et de l'ombilic, et se dirigeant vers l'excavation pelvienne, qui furent suivies de l'expulsion bruyante par le vagin d'une grande quantité d'un gaz très fétide. A mesure que ce gaz s'échappait, le ventre diminuait sensiblement, et au bout de quelques heures, il était tout à fait affaissé.

Observation IX

Tympanite utérine (*Gaz. des hôpitaux* 1863 par M. Leyral
de Voutezac (Corrèze).

Marie L. fut mariée à l'âge de 24 ans. Dans l'année qui suivit son mariage, elle devint mère d'un enfant qu'elle allaita. Deux ans après en 1847, elle crut à une seconde grossesse. Son ventre se développa successivement de bas en haut. Elle éprouva tous les symptômes qui annoncent une gestation commençante, tels que dégoût d'aliments, vomissements, constipation opiniâtre, etc. Arrivée au commencement du neuvième mois, elle s'attendait à être bientôt débarrassée. Le neuvième mois se passa ; il en fut de même du dixième et du onzième. Deux mois s'étaient ainsi écoulés dans une attente anxieuse.

Au commencement du douzième mois, cette femme fut prise de suffocation, qui alla en augmentant de jour en jour.

Le Dr Leyral appelé, trouve Marie L. au lit, dans le décubitus horizontal, menacée de suffocation au moindre mouvement. Il constate que c'est bien la matrice qui a subi une dilatation si extraordinaire. Sonorité remarquable au niveau de la tumeur. Le toucher ne peut permettre d'atteindre le col.

Bains froids : guérison.

La physométrie, nous venons de le voir, ne donne pas lieu seulement au développement de l'abdomen. Souvent aussi les seins augmentent de volume et les mamelons se colorent. La pression des mamelons fait sourdre parfois un liquide lactescent. Enfin la femme peut accuser des mouvements analogues à ceux du fœtus. Ce sont ces derniers symptômes qui, venant à la suite de l'aménorrhée, ont pu donner lieu à l'erreur.

Diagnostic. — Pour éviter la méprise, il suffira de percuter la tumeur abdominale après l'avoir bien délimitée et isolée en quelque sorte de l'intestin. On obtiendra une résonnance tympanique tout à fait caractéristique. Le palper ne fait découvrir aucune partie fœtale et le toucher vaginal nous apprend que l'utérus possède une légèreté qui n'est pas ordinaire à cet organe lorsqu'il est gravide.

Il n'y a d'ailleurs ni battement, ni signes stéthoscopiques. Parfois on note des éructations vaginales.

Tumeurs fibreuses de l'utérus. — Il n'existe pas de production organique de la matrice qui puisse plus facilement que les corps fibreux en imposer pour une grossesse de trois ou quatre mois. Une pareille erreur est surtout facile dans les conditions suivantes : le corps fibreux est interstitiel, logé profondément dans le tissu utérin ; avec cela il a subi une espèce d'assouplissement, de ramollissement même ; la matrice présente une forme ovoïde ; la portion vaginale du col est en partie effacée ; quelquefois un bruit de souffle abdominal peut être perçu. Ajoutons que dans certains cas, la confusion est encore facilitée par le développement rapide du corps fibreux, par l'apparition de troubles digestifs et de modifications mammaires.

Les corps fibreux multiples et volumineux peuvent faire croire à une grossesse avancée, et ils sont parfois si bizarrement configurés, qu'en pratiquant le palper abdominal on croit sentir et distinguer différentes parties fœtales. Un fibrome arrondi et volumineux, quand il est repoussé dans l'excavation pelvienne, a quelquefois été pris pour une tête de fœtus, d'autant mieux qu'une dépression linéaire du tissu fibreux peut ressembler sous le doigt à une suture.

OBSERVATION X.

Tumeur fibreuse de la matrice simulant une grossesse (*Ann. de la Société de méd. de Saint-Etienne*, M. Frédet).

Il s'agit d'une femme chez qui, après une période de huit mois pendant laquelle elle avait éprouvé la plupart des symptômes d'une grossesse ordinaire, survint un commencement de travail. Une sage-femme appelée prit la tumeur fibreuse pour la tête de l'anfant, et après elle, un médecin prit la même tumeur pour une présentation des fesses. On appliqua le forceps et on retira une tumeur ayant le volume d'une tête d'enfant de sept mois. Les douleurs expulsives étaient violentes et rapprochées et simulaient jusqu'à un certain point les phénomènes du travail.

C'est en s'appuyant sur les symptômes précédents, et en ne tenant pas compte des autres, que l'erreur a été commise. Il existe cependant dans la marche de la maladie certains phénomènes qui doivent exciter le soupçon et qui prouvent, si on les pèse avec soin, qu'il s'agit simplement d'une tumeur de la matrice.

Ch. West, dans son *Traité des maladies des femmes*, donne l'esquisse suivante d'un cas de tumeur fibreuse de l'utérus : « Une personne qui a dépassé quelque peu la première période de la vie féminine, mais qui est encore à un âge où les fonctions sexuelles s'exercent avec activité, devient sans cause sujette à des métrorrhagies accompagnées ou non de sensations douloureuses. Dans les premiers temps, l'hémorrhagie s'arrête facilement sous l'influence du repos et des précautions usitées en pareil cas mais elle ne tarde pas à se reproduire à la suite du plus petit exercice, à la longue, elle finit par survenir sans aucune cause, et elle se prolonge d'une période menstruelle à l'autre, de manière à faire perdre à la malade toute notion précise sur l'époque normale de ses règles. Dans l'intervalle qui sépare ces attaques d'hémorrhagie utérine, elle n'a que rarement de la lencorrhée et jamais aucun

écoulement de mauvaise odeur. Combinés avec l'hémorrhagie, dès son origine, ou plus souvent dans les quelques mois
qui suivent son apparition, surviennent des sensations va-
riées des douleurs ou des malaises dans la partie inférieure
de l'abdomen et au voisinage de la matrice. Parmi ces
sensations, celle qui consiste en une envie fréquente
d'uriner est la plus commune. La douleur permanente est
rarement d'une grande intensité ; elle ne met pas d'obstacle aux rapports sexuels. C'est une souffrance sourde, ou
brûlante ou pulsative, en général facile à supporter bien
qu'elle s'associe quelquefois avec des attaques de douleur
accidentelle, ayant un vrai caractère névralgique d'une
grande intensité, et accompagnées de violents efforts
expulsifs. »

La constatation de pareils symptômes doit éveiller dans
notre esprit l'idée de l'existence probable d'une tumeur fibreuse de l'utérus. Il faut alors rechercher les signes objectifs et commencer par une exploration attentive de l'abdomen. La tumeur formée par le corps fibreux est généralement ferme, bosselée, inégale, rarement médiane. Pour
s'assurer des connexions qui existent entre elle et l'utérus,
on combine le palper au toucher viginal ; par cette manœu-
vre on observe que la pression exercée sur la tumeur se
communique immédiatement à la matrice. Le doigt qui explore trouve l'orifice utérin en général petit, circulaire et
sain ; le tissu du col a son élasticité normale ou ne présente qu'un peu de turgescence et d'induration, résultant
de l'afflux considérable de sang qui a lieu vers cet organe.
Enfin comme la paroi postérieure de la matrice est le siège
le plus ordinaire des tumeurs fibreuses, il en résulte qu'on

découvre souvent un corps ferme, inégal, occupant une plus ou moins grande partie de la région postérieure du pelvis et produisant une rétroversion plus ou moins complète de la matrice.

Si au lieu d'être sous-péritonéale, comme nous venons de le supposer, la tumeur est dans l'intérieur de la cavité utérine ou enchatonnée dans ses parois, le résultat de l'examen sera différent. On trouvera l'utérus plus gros, plus lourd, moins mobile qu'à l'état normal ; son segment inférieur sera peut-être distendu par une tumeur qui lui donnera quelque ressemblance avec un utérus en état de gestation ; mais les lèvres du col au lieu de présenter le développement caractéristique de la grossesse seront mécaniquement amincies par la pression de la tumeur. Le col, en pareil cas, s'efface fréquemment. Ici le cathétérisme, associé au toucher et à la palpation, est d'une grande utilité ; il permet d'apprécier la différence d'épaisseur relative entre les deux parois de l'utérus. La mobilité du cathéter et la direction dans laquelle il est entraîné, contrairement à la situation naturelle ou apparente de l'organe, dénotent l'agrandissement et surtout la déformation de la cavité utérine. On doit pratiquer le toucher et le cathétérisme à diverses époques, surtout pendant la menstruation et les métrorrhagies, si l'on veut trouver le col entr'ouvert ; car les corps fibreux et les polypes, d'après l'observation de Dupuytren, se présentent à l'orifice dans ces moments et rentrent ensuite dans la cavité utérine.

Diagnostic. — Notre sujet ne comportant pas une étude complète des tumeurs fibreuses de l'utérus, nous ne nous étendrons pas davantage sur les symptômes qu'elles peuvent présenter. Le court examen que nous venons d'en faire suffit pour nous démontrer la possibilité de distinguer la grossesse des fibrômes. Quant on a affaire à un corps fibreux, il est rare qu'on ne trouve pas, en répétant plusieurs fois l'examen, soit par le palper abdominal, soit par le toucher vaginal, ou rectal, une ou plusieurs bosselures faisant saillie extérieurement sur une des parois de l'utérus. Si l'on ne trouve pas ce signe pathognomonique, l'état de la muqueuse qui est rose, au lieu de présenter la teinte violacée caractéristique de la grossesse, la persistance des règles qui sont même devenues plus abondantes et constituent souvent de véritables hémorrhagies, enfin l'absence de ballottement de mouvements spontanés et de battements du cœur fœtal, sont des phénomènes qui entraînent bientôt la conviction et ne permettent pas qu'on méconnaisse longtemps la nature de la maladie.

2° KYSTES DES OVAIRES

De toutes les maladies des ovaires, nous n'étudierons que les kystes, car ce sont eux qui ont le plus de ressemblance avec l'utérus en gestation. Ils ont donné lieu à de nombreuses erreurs. C'est que cet état pathologique se développe souvent dans le silence le plus absolu des organes voisins, ou ne produit qu'une sensation de gêne et de pesanteur du côté du petit bassin. L'abdomen augmente de volume, des phénomènes sympathiques se montrent du côté des seins et de l'appareil digestif, tout enfin semble confirmer les chuchotements malicieux qui ne manquent pas d'être faits sur le prétendu état de la malade.

Dans le *Dictionnaire des sciences médicales*, Marc rapporte le fait suivant qui s'est passé aux environs de Toulouse : « Trois religieuses, sans aucune indisposition préalable, voient le volume de leur ventre grossir considérablement ; et comme dans une société de femmes, il est difficile de cacher une pareille incommodité, surtout lorsqu'on n'y a aucun intérêt, toute la communauté en est bientôt instruite. Cette nouvelle ne tarda pas à se répandre au dehors et à fournir matière à la calomnie. On invoque les lumières de la médecine, les avis sont partagés. Voulant absolument éclaircir le fait, on appelle en dernier ressort un accoucheur qui jouit d'une grande réputation ; il les déclare enceintes. Quelques temps après, l'une de ces religieuses meurt, et on s'assure que le volume du ventre était déterminé par l'hydropisie enkystée des ovaires. »

MM. Tarnier et Chantreuil, dans leur traité d'accouchements, citent l'observation suivante : « Nous venons de voir, disent-ils, une jeune femme, mariée depuis plusieurs années et n'ayant jamais eu d'enfants ; ses règles se supprimèrent complètement pendant quatre mois, son ventre grossit et elle ne douta pas qu'elle fût enceinte ; au bout de cette époque, elle eut une métrorrhagie et le médecin qu'elle fit appeler crut qu'elle allait faire une fausse couche. Il n'en fut rien. La perte s'arrêta pour se reproduire quelques semaines après. Aucun fœtus, aucun débris de placenta ne fut expulsé. C'est alors que nous fûmes consulté. Nous constatâmes facilement en combinant le palper hypogastrique avec le toucher vaginal, l'existence d'une tumeur fluctuante, grosse comme une tête de fœtus, indépendante de l'utérus qui était mobile et à l'état de vacuité.

Cette tumeur qui remontait jusque dans la fosse iliaque gauche, était un kyste de l'ovaire du même côté. »

OBSERVATION XI

Boinet (kystes de l'ovaire, p. 232).

Il s'agit d'une jeune fille de 16 ans, admise à l'Hôtel-Dieu le 16 décembre 1836 pour une rétention d'urine avec développement considérable du ventre ; réglée à 12 ans et demi sans accidents ; suppression des règles à 15 et demi, à la suite d'une émotion. Trois semaines après le ventre commence à grossir ; douleur sourde, profonde dans le côté gauche. A son entrée à l'hôpital bonne santé générale ; ventre développé uniformément dans tous les sens, sans dureté, ni fluctuation ; à la vue il paraît celui d'une femme grosse à terme.

Percussion : dans le flanc droit et dans l'espace situé au-dessous du nombril, sonorité remarquable très prononcée ; dans le flanc gauche au contraire, matité, et à la pression sensation élastique et douleur. Auscultation négative. Seins de volume ordinaire, ne présentent aucune modification.

Col utérin long, effilé, saillant dans le vagin ; l'utérus n'est pas augmenté de volume ; rien d'anormal dans la vessie.

Roux, à un premier examen, croit à une grossesse normale, et à un second refuse de se prononcer.

Montain croit à une grossesse compliquée de la mort du fœtus, d'où production et épanchement de gaz, soit dans l'utérus, soit dans l'ovaire.

Récamier ne se prononce pas, mais soupçonne un amas de matières fécales dans la fin du gros intestin.

Blondin croit à une hydropisie enkystée de l'ovaire gauche.

Jobert ne se prononce pas.

La malade demeure à l'Hôtel-Dieu jusqu'en mars 1837, rentre à

Saint-Louis en juin de la même année dans le service de Maruy qui reste également dans le doute.

Boinet examinant les raisons ou symptômes qui auraient pu justifier ces diagnostics si divers, en même temps que ceux qui auraient dû les faire rejeter, dit :

Pour admettre une grossesse, il y avait le développement du ventre, la suppression des règles, la belle santé de la jeune fille, son âge, l'intégrité des fonctions. Mais outre que ces symptômes se rencontrent dans d'autres affections, il en existait d'autres qui devaient éloigner cette idée, l'état du col de l'utérus, des seins, l'absence de ballottement, de changement dans la situation et le volume de la matrice; le défaut de mouvements actifs.

OBSERVATION XII

Tumeur kystique de l'ovaire prise pour une grossesse
utérine; ovariotomie dans la période ultime, mort. (D^r. Poulet.
Gaz méd. Paris 1875).

Femme de 47 ans, déclarée enceinte par un médecin et une sage-femme.

Comme la femme s'épuisait manifestement dans d'atroces douleurs, on appelle M. Poulet qui constate les phénomènes suivants :

La malade, multipare, est émaciée et épuisée par la longueur de sa maladie, par la fièvre hectique et en dernier lieu par l'intensité de ses douleurs. Celles-ci sont intermittentes, reparaissent toutes les dix minutes environ, simulant les douleurs de l'enfantement, et arrachent des plaintes et parfois des cris à la malade. La langue est sèche, poisseuse, le pouls faible et fréquent. L'abdomen est proéminent, volumineux comme chez une femme à terme. Il renferme une tumeur inclinée à droite, dépassant la hauteur de l'ombilic, analogue à la matrice normalement développée par la présence d'un fœtus, avec des bosselures en haut et à gauche, lesquelles simulent grossièrement des membres repliés. Circonstance importante, on n'y sent aucune contraction pendant les douleurs. Notons encore que les mamelles sont flasques ; les aréoles pâles et étroites.

La malade raconte que depuis neuf mois ses règles se sont supprimées et qu'en même temps le ventre a commencé à grossir. Elle ajoute qu'au mois de novembre elle a eu une perte à la suite d'une chute et qu'aussitôt après l'abdomen n'a pas cessé de s'accroître.

Au toucher, la matrice refoulée à gauche du petit bassin, est tout à fait vide, mobile, d'un volume normal, le col long et conique comme chez les femmes qni n'ont point conçu. A droite et en avant de l'utérus on sent une tumeur assez dure, plongeant dans le petit bassin, en arrière de la vessie. Si en maintenant l'index droit dans le vagin on produit de la main gauche un choc brusque sur la paroi abdominale correspondant à la tumeur, on perçoit une fluctuation manifeste ; si c'est la droite qui exerce la pression, on n'éprouve aucune sensation de choc en retour, de mouvements passifs.

Par élimination, M. Poulet diagnostique un kyste de l'ovaire.

Ovariotomie. Mort.

Symptômes des kystes de l'ovaire. Quels que soient le mode de formation et le développement de ces kystes, ils se produisent comme toutes les maladies utérines, surtout dans l'âge d'activité des fonctions sexuelles. L'ovaire droit est le plus fréquemment atteint ; parfois les deux ovaires le sont en même temps.

Les kystes de l'ovaire à leur début attirent peu l'attention à cause du vague de leurs symptômes ; ils atteignent quelquefois un volume si considérable avant d'être remarqué par les malades, qu'on aurait peine à y croire si le fait ne se produisait quotidiennement. D'autres fois, sans qu'il s'éveille de véritables douleurs, il se manifeste des phénomènes insolites du côté du petit bassin, tels qu'une sensation de pesanteur, du ténesme rectal, des altérations fonctionnelles, des troubles de la menstruation, etc.

Le kyste n'augmente pas de volume d'une façon continue ; longtemps stationnaire, la tumeur fait tout d'un coup des progrès qui ne s'arrêtent plus que lorsque la poche ovarique ou la cavité abdominale ne peuvent plus se distendre. Parfois l'accroissement de la tumeur est intermittente et paraît être en rapport avec les époques menstruelles. Le kyste comprime tous les organes voisins, d'où rétention d'urine, constipation, œdème des membres inférieurs, de la vulve, fourmillements et douleurs s'irradiant dans la cuisse du côté·malade, etc. Ces troubles secondaires diminuent ou disparaissent lorsque l'ovaire, quittant le petit bassin, remonte au-dessus du détroit supérieur et flotte librement dans la cavité abdominale. On voit alors survenir à mesure que la tumeur se développe, les troubles de la digestion, la dyspnée et l'épanchement de sérosité dans la cavité abdominale.

Du côté de la menstruation on observe des troubles variés : l'irrégularité et la suppression des règles sont les plus communs ; leur fréquence est au contraire très rare.

Enfin la santé générale s'altère et l'on voit apparaître des symptômes cachectiques, les mêmes qu'on observe à la période ultime de toute maladie chronique, et qui indiquent la défaillance graduelle de toutes les forces, dernières vascillations d'un flambeau qui va s'éteindre.

Les signes objectifs présentés par les kystes des ovaires sont nombreux et très importants.

Lorsque la tumeur est encore renfermée dans la cavité pelvienne, le toucher vaginal ou rectal, combiné avec la palpation abdominale, permet d'en constater la présence. Elle est indolente, arrondie, rénitente mais dépressible et élastique, ou mollasse et fluctuante; elle refoule l'utérus en avant ou d'un côté ou s'incline dans un sens ou dans un autre.

Lorsque le kyste a franchi le détroit supérieur, le ventre est modifié dans son volume et dans sa forme. Il est manifestement soulevé par une tumeur globuleuse rappelant celle de l'utérus gravide, mais cette tumeur est souvent bosselée au lieu d'être unie ; de plus elle est moins médiane et proémine d'un côté plus que de l'autre. La palpation fait reconnaître son volume et ses limites tant qu'elle n'a pas encore envahi tout l'abdomen ; mais dès qu'elle remplit complètement la cavité abdominale, on ne peut plus la circonscrire. A ce moment des vergetures se produisent, de larges lignes bleues ondulées dues à la distension des veines sous-cutanées se dessinent sur l'abdomen, enfin les fausses côtes et l'appendice xyphoïde du sternum sont refoulés en haut et en dehors.

A la percussion, on constate de la matité dans toute l'étendue de la tumeur, et, caractère important, cette matité ne change pas sensiblement de niveau par les déplacements que l'on fait subir à la malade.

Lorsque le kyste est volumineux, séreux, uniloculaire, la fluctuation est très nette ; il n'en est pas de même dans les kystes multiloculaires et dans ceux qui envoient des prolongements à l'intérieur. Ces derniers même pourraient donner une sensation rappelant le ballottement abdominal. Quant au toucher vaginal, il fait reconnaître les déviations et les déplacements de l'utérus, et lorsqu'il permet d'atteindre le kyste, il en laisse percevoir par la pulpe du doigt la surface arrondie, la dépressibilité et la fluctuation.

L'auscultation est négative.

Diagnostic. — Nous voyons par cette étude que, si on se livre à une exploration sérieuse, il est bien facile d'éviter de se tromper. L'examen vaginal, en effet, doit lever tous les doutes en faisant constater l'intégrité de l'orifice du col et du segment inférieur de l'utérus, qui contraste avec la clôture de l'orifice, le ramollissement du col et l'expansion du segment inférieur de la matrice qu'on observe dans la grossesse. La tumeur n'occupe pas ordinairement, comme l'utérus gravide, la ligne médiane, mais l'un des côtés du petit bassin ou de la région hypogastrique ; elle présente une fluctuation qui fait défaut dans la grossesse normale. Il n'y a pas de ballottement, pas de mouvements actifs, pas de battements cardiaques, c'est-àdire aucun signe de certitude.

Les kystes multiloculaires se reconnaîtront à leur configuration irrégulière et à leur consistance inégale qu'on ne confondra pas avec les saillies fœtales dont la forme, la mobilité et la résistance sont caractéristiques lorsqu'on a l'habitude du palper abdominal chez les femmes enceintes.

3° MALADIES DU PÉRITOINE.

Parmi les maladies du péritoine, il en est deux, la *péritonite chronique* et *l'hydropisie enkystée du péritoine*, qui auraient donné lieu à des erreurs de diagnostic. Sans nier le fait, nous devons dire que nous n'avons pas rencontré d'observation authentique le confirmant, et nous croyons la méprise difficile à commettre. Nous ne croyons pas non plus qu'un observateur attentif puisse confondre une ascite avec une grossesse. L'erreur a pourtant été commise. Schmitt, de Vienne, en rapporte cinq exemples. Dans l'un, la femme prétendait sentir des mouvements comme dans la grossesse ; ils se remarquaient à l'extérieur par des élévations momentanées de différents points du ventre.

P. Frank raconte qu'une femme âgée de 44 ans, affectée d'hydropisie ascite, consécutive à la phthisie pulmonaire, et mère de huit enfants, affirmait qu'elle était enceinte. En appliquant les deux mains froides sur le bas-ventre, Frank sentait des mouvements assez forts dans la région de l'utérus, comme si l'enfant eût donné des coups de genou ou de coude. Le toucher fait reconnaître que l'utérus est vide ; il annonce à la femme qu'elle n'est pas enceinte. Un autre médecin est d'un avis contraire ; la femme meurt au bout de trois semaines. Opération césarienne : il ne sort de la cavité abdominale que de l'eau, l'utérus était racorni et rapetissé comme chez les femmes avancées en âge.

Outre des mouvements analogues à ceux du fœtus et l'accroissement du ventre, les auteurs ont encore signalé chez des femmes atteintes d'hydropisie péritonéale, des troubles digestifs et des modifications du côté des seins, telles que gonflement, coloration des aréoles et même sécrétion lactée (Observat. de Schmitt). Après un certain temps on voit la cicatrice ombilicale s'effacer, la peau s'érailler sur quelques points ; les membres inférieurs s'infiltrent, il y a des varices. Les règles deviennent irrégulières, parfois même se suppriment.

Tous ces symptômes sont bien propres à faire croire aux femmes qu'elles sont enceintes ; mais le médecin ne doit pas partager leur erreur. Dans l'ascite en effet il existe une fluctuation superficielle, étendue, qu'on ne retrouve pas dans la grossesse normale ; le ventre affecte une forme particulière, lorsque la femme se trouve dans le décubitus dorsal ; il est aplati au niveau de la partie moyenne, saillant sur les flancs et dans les régions hypogastriques et inguinales. C'est là également qu'on rencontre la matité la plus prononcée, matité qui se déplace avec la malade ; dans la région péri-ombilicale, on constate à la percussion une résonnance manifeste, tandis qu'il y a matité lorsqu'il s'agit d'une grossesse. En outre on découvre dans la plupart des cas, soit du côté du cœur, soit du côté du foie, de la rate ou des reins, une affection organique à laquelle on peut attribuer l'hydropisie. Faut-il ajouter que, dans les cas d'ascite, le toucher vaginal fera reconnaître que l'utérus est vide et mobile, et que l'auscultation sera négative ?

4° TYMPANITE INTESTINALE

Il faudrait un concours de circonstances bien étranges ou une grande inexpérience pour confondre une tympanite intestinale avec la grossesse. Cette confusion a pu être faite, à une époque où les signes connus de la grossesse étaient assez restreints. Baudelocque a une fois rectifié cette erreur commise par Lorry ; mais à l'époque actuelle elle serait peu pardonnable. Le toucher vaginal, et même le palper abdominal seul, suffit pour lever tous les doutes.

Nous n'insisterons donc pas sur un diagnostic aussi facile ; nous rapporterons seulement l'observation de Baudelocque, ainsi qu'un cas de météorisme publié par M. Pajot dans ses travaux de Gynécologie.

Observation XIII

Tympanite intestinale simulant une grossesse.

Une jeune dame éprouve quelque temps après son mariage une suppression de règles, accompagnée de dégoût, de salivation, de nausées, de légers vomissements, de gonflement dans les seins. Le ventre se tend peu à peu. A l'époque du 4ᵉ mois, cette dame sent des mouvements intérieurs qu'on prend pour ceux de l'enfant. Elle se porte d'ailleurs très-bien, conserve son embonpoint ; ses digestions se font avec facilité. Les mamelles filtrent une sorte d'humeur lacteuse ; l'aréole brunit ; tout en un mot, fait croire à l'existence d'une bonne et vraie grossesse. Levret qui devait accoucher cette dame le pensait ainsi. La mort ayant enlevé cet accoucheur, on fait choix pour le remplacer de Baudelocque qui fait sa première visite avec Lorry. Ce médecin en portant la main sur le ventre de la dame dit qu'il sent les mouvements de l'enfant.

Baudelocque porte à son tour la main sur le ventre, sent un mouvement intérieur, mais déclare que ce n'est pas là le mouvement d'un enfant ; il touche, trouve la matrice petite, non développée et dans un très-grand état de maigreur. Il annonce qu'il n'existe pas de grossesse, et que la tension des parois du ventre est due à de l'air contenu dans les intestins. Vingt-quatre heures après cet examen, la dame éprouve quelques douleurs et pense que son accouchement va se terminer. Se croyant à la fin du 9ᵉ mois de sa grossesse, elle prépare tout ce qui lui est nécessaire, se couche et fait appeler Baudelocque qui revient, touche une sconde fois et porte le même jugement. Peu de temps après

il se manifeste des coliques qui sont suivies de l'expulsion d'une très-
grande quantité d'air par l'anus et de l'affaissement du ventre.

OBSERVATION XIV

Tympanite intestinale (M. Pajot).

Il y a plus de 25 ans, on me pria de voir une dame d'une trentaine
d'années, mariée à un officier en retraite sexagénaire et très cassé.
La personne à laquelle on me présenta était une femme brune de
peau, à cheveux très noirs, un peu maigre, évidemment hystérique
d'après les renseignements recueillis, menant une vie sédentaire, di-
gérant mal, habituellement constipée et tourmentée depuis longtemps
d'un désir immodéré d'être enceinte, désir enfin réalisé.

On ne me faisait pas venir pour constater la grossesse, certaine
pour tout le monde, et reconnue, d'ailleurs, par une sage-femme. La
question qu'on me posait, en présence du mari et du frère de la dame,
était celle-ci : « avait-on le temps, avant l'accouchement, d'accomplir
un voyage important, pour des affaires de famille, et pouvait-on
espérer être revenu à temps pour faire ses couches à Paris ? Le voyage
demandait près d'un mois.

La jeune femme était vêtue d'un peignoir flottant sans ceinture. Le
volume du ventre n'était pas appréciable. Elle consentit à se placer
sur son lit.

La palpation me fit faire un mouvement involontaire de surprise.
J'étais encore jeune et peu cuirassé contre les étonnements que nous
réserve la clientèle. L'abdomen était assez tendu, mais il n'y avait
pas d'utérus de huit mois, ni de six, ni de cinq, ni de quatre.

Je m'informai des règles, elles étaient régulières. Je touchai, la
matrice était petite, le col dur et en toupie. La grossesse n'existait
pas. Manquant de l'autorité, à la fois de l'âge et d'une longue expérience, qu'allais-je dire à ces gens-là ? Je pris le parti de garder le
silence avec la jeune femme. Le frère et le mari furent appelés

Garraud 5

près de moi, dans une chambre voisine, et je leur confessai toute la vérité. La stupéfaction du mari, surtout, fut d'abord extrême. On accueillit ma déclaration avec une politesse suffisante, mais il était facile de s'apercevoir, qu'en raison de ma jeunesse, ces messieurs, ayant réfléchi, ne croyaient pas un mot de ce que j'avais eu l'honneur de leur dire.

Trois ans après, j'eus des nouvelles de cette dame par une de ses amies. Elle n'était pas encore accouchée.

<h3 style="text-align:center">5.° DIATHÉSE ADIPEUSE.</h3>

Chez certaines femmes le tissu cellulaire de tout l'organisme, particulièrement celui des parois abdominales et de l'épiploon, est tellement chargé de graisse que le ventre acquiert sous cette influence un volume considérable, tout à fait comparable à celui qu'il possède chez une femme arrivée au terme de la gestation. Avec cette espèce de diathèse adipeuse coïncide souvent une irrégularité des règles, de sorte que les femmes, surtout celles qui n'ont pas d'enfants et en désirent, sont disposées à attribuer le volume de l'abdomen à une grossesse (MM. Tarnier et Chantreuil).

C'est cet état que M. Depaul appelle *grossesse adipeuse*, dénomination que nous n'admettons point, nous avons déjà dit pourquoi.

Cette prétendue grossesse adipeuse a donné lieu à bien des erreurs. Mauriceau, de la Motte, en citent chacun des exemples. Il n'est peut-être pas un accoucheur qui n'en ait rencontré plusieurs cas dans sa pratique. Les deux observations que nous publions ont été recueillies par M. Pinard, agrégé de la Faculté de Médecine, qui a bien voulu nous les communiquer.

Observation XV.

Diathèse adipeuse simulant une grossesse (M. Pinard).

Le 15 juin 1878 Mme P. venait me prier de lui donner des soins, lors de son accouchement qui, disait-elle, devrait avoir lieu le mois suivant. Cette dame m'était adressée par le docteur Aimé Martin, son médecin ordinaire, qui avait reconnu quelque chose d'anormal dans la marche de la grossesse et qui avait conseillé pour cette raison de prendre un accoucheur.

J'interrogeai cette dame et j'obtins les renseignements suivants : Agée de 31 ans, cette dame était enceinte pour la première fois. Tou jours bien réglée jusque là. L'époque des dernières règles ne put être précisée, car aux époques des mois de juillet, août et septembre 1877, l'écoulement sanguin avait été insignifiant et n'avait paru que pendant un jour, alors que généralement il persistait pendant trois jours. En octobre et novembre quelques gouttes de sang seulement s'étaient montrées à l'époque des règles.

A partir de novembre, développement des seins et du ventre, augmentation marquée de l'appétit, à tel point que cette dame se levait souvent la nuit pour manger une côtelette et boire une demi-bouteille de Bordeaux. Envie de manger du foie cru, au mois de mars, qui ne disparut qu'après satisfaction de ce désir ; envie d'une paire de pendants d'oreilles en diamant que le mari consentit à offrir.

Perception des mouvements actifs au mois d'avril.

Du mois d'avril au mois de juin le poids total du corps augmenta de 15 kilogrammes.

L'examen me révéla les particularités suivantes : Tout le corps est surchargé de graisse. Les reins sont tendus, mais il n'y a aucune trace de pigment au niveau de l'aréole; les tubercules de Montgomery ne sont pas hypertrophiés. Il est impossible par la pression de faire sourdre la plus petite quantité de liquide. Le ventre est énorme. Pas de ligne brune. L'épaisseur de la paroi abdominale est au moins de 10 centimètres.

Le palper et la percussion ne révèlent la présence d'aucune tumeur.

Pratiquant le toucher je trouve le col au centre de l'excavation ; ce col est dur et petit ; l'utérus tout entier est mobile et remarquablement petit.

Ayant annoncé qu'il n'y avait pas grossesse, il y eut tout d'abord une explosion de pleurs et de cris de la part du mari et de la femme ; puis une réaction s'opéra, tout se calma et ce ménage parti convaincu (il était facile de le voir) que je me trompais.

Deux mois après je revis les mêmes personnes, la situation n'avait pas changé ; seules les envies avaient disparu, et le besoin de satisfaire l'appétit n'était plus assez violent pour forcer cette femme à se lever la nuit. Le temps avait confirmé mon diagnostic et ramené mon prestige.

Soumise à la diète lactée pendant deux mois, cette dame perdit 16 kilogrammes. Les règles revinrent deux mois après et se montrèrent alors régulièrement.

En 1880 les règles persistant à se montrer avec la même ponctualité, le mari vint me demander de pratiquer la fécondation artificielle. J'examinai son sperme, il ne contenait aucun élément morphologique ; il appartenait à la quatrième catégorie du professeur Pajot, et cependant il n'avait jamais eu d'orchite ni d'affection des voies génito-urinaires. Le volume des testicules était normal et l'état général bon. Seul le timbre de la voix laissait à désirer.

J'ordonnais pour les besoins de la cause un traitement et depuis je n'eus aucune nouvelle de ce ménage.

OBSERVATION .XVI

Diathèse adipeuse simulant une grossesse (M. Pinard).

Le 8 janvier 1882, M. P... vint chez moi me prier de me rendre chez lui le lendemain matin afin de voir sa fille qui, *enceinte de dix mois*, n'avait pu accoucher dans une ville du midi où elle résidait, et venait à Paris réclamer les secours de l'art.

Le lendemain j'allai voir cette jeune femme et l'histoire suivante me fut racontée.

Femme de 21 ans, mariée depuis un an, ayant toujours joui d'une bonne santé. Trois mois après le mariage le ventre commença à se développer. A partir de ce moment, l'embonpoint devint considérable, les seins doublèrent de volume en quatre mois. Les règles étaient toujours régulières, mais la quantité de sang perdue, bien moins considérable ; au lieu de durer quatre jours, l'écoulement sanguin ne durait plus que deux jours. L'appétit, quoique conservé, était devenu capricieux. Cinq mois après le début de ces changements, on consulta une sage-femme qui examina, me dit-on, et affirma la grossesse. Se méprenant sur le caractère de l'hémorrhagie périodique et physiologique, elle conseilla le repos absolu, et à partir de ce moment, Madame L... passa sa vie sur une chaise longue.

Des mouvements actifs auraient été perçus par la jeune femme quelques jours après la consultation de la sage-femme.

En septembre, le développement du corps entier devint tel que le mari de Madame L... réclama une consultation à laquelle prirent part et la sage-femme et un docteur. Tous deux conclurent à l'existence de la grossesse, malgré la persistance des règles. Le docteur aurait même affirmé avoir entendu les pulsations du cœur fœtal.

A la fin du mois d'octobre, Madame P..., la mère de Madame L..., quitta Paris pour aller à C... assister aux couches de sa fille. Elle attendit un mois, puis, trouvant que l'accouchement tardait, elle demanda une nouvelle consultation à laquelle prit part un deuxième docteur.

Ce dernier ne fut pas de l'avis de son confrère et émit des doutes sur la réalité de la grossesse. Mais devant l'affirmation de son confrère, assurant avoir entendu les bruits du cœur, il émit l'opinion suivante : eufant mort et retenu dans la cavité utérine. On convint qu'en tout cas il fallait attendre. On attendit donc jusqu'à la fin de décembre, mais, dit le mari, l'enfant mort ou vivant ne se montra pas.

La famille inquiète prit alors le parti d'amener Mme L..., à Paris, où je la vis quelques heures après son arrivée.

Je n'eus pas de peine à constater tout d'abord l'incroyable embonpoint de Mme L..., c'était un cas de polysarcie. Les seins, énormes, ne présentent aucune des modifications imprimées généralement par la grossesse, ni dépôt de pigment, ni hypertrophie des tubercules de Montgomery.

Le ventre énorme déborde de chaque côté du corps, comme chez les batraciens. La peau de cette région est couverte de vergetures à fond bleuâtre. L'épaisseur de la paroi est telle qu'on ne peut proproduire un pli en la prenant en deux points opposés. Il n'y a pas de ligne brune.

La percussion et la palpation, difficiles à pratiquer, ne donnent aucune sensation nette de tumeur. Le toucher montre que le col est celui d'une nullipare; il n'est pas ramolli, il est au centre de l'excavation, en mettant la pulpe de l'index au niveau du museau de tanche on soulève l'utérus avec la plus grande facilité; l'utérus n'est donc pas développé.

Je conseillai alors à Mme L..., qui depuis près de cinq mois était condamnée à une immobilité absolue, de se lever et de se promener dans Paris.

Huit jours après, avant son départ, elle vint me demander un traitement contre son état. Je lui conseillai la diète lactée. Le 22 mai je recevais une lettre m'annonçant qu'en deux mois la perte du poids avait été de 23 kilogrammes. Les règles n'ont pas reparu depuis la fin de mars, et depuis le 15 mai il y a des vomissements à peu près quotidiens.

Il est probable que cette fois ci la grossesse existe.

Dans ces deux observations, ainsi que dans la plupart des faits du même genre, nous voyons que sous l'influence de la diathèse adipeuse les règles diminuent de quantité et peuvent même se supprimer complètement. Les troubles digestifs qui surviennent consistent dans une augmentation de l'appétit ou dans sa perversion. Les seins augmentent de volume et leur accroissement est dû à un dépôt de graisse dans le tissu cellulaire sous-cutané et celui qui sépare les lobules de la glande mammaire. L'aréole n'est pas colorée et par la pression du mamelon on ne fait sourdre aucun liquide ; ces phénomènes ont cependant été signalés. Le ventre est énorme : c'est là le fait le plus frappant et qui, joint à l'irrégularité des règles ou à leur suppression et aux modifications possibles des seins, fait croire aux femmes qu'elles sont véritablement enceintes. Ce développement extraordinaire est dû à un dépôt considérable de graisse dans le tissu cellulaire sous-cutané abdominal. Ce qui le prouve, c'est que si on pince la peau de l'abdomen, on y fait un pli large comme 3, 4, 5 travers de doigt et quelquefois davantage. Dans nos observations l'épaisseur de la paroi abdominale était au moins de 10 centimètres, et gênait beaucoup pour pratiquer la palpation et la percussion.

La diathèse adipeuse se montre bien sur tout le corps, mais elle est surtout localisée aux reins et à l'abdomen, ce qui explique comment l'erreur peut être commise. En même temps que l'abdomen s'hypertrophie, la cicatrice ombilicale s'enfonce. Nous savons que c'est précisément le contraire qui a lieu dans la grossesse ainsi que dans toutes les tumeurs ou épanchement de liquide qui distendent le ventre.

La femme accuse des mouvements.

Le palper, la percussion et l'auscultation donnent des

résultats négatifs. Le toucher vaginal révèle un col dur, ferme et allongé, normal ; associé au palper abdominal il démontre qne l'utérus n'a pas augmenté de volume.

Mais un phénomène vraiment curieux et bien propre à mettre le doute dans l'esprit du médecin, c'est de voir des femmes qui, arrivées au huitième ou au neuvième mois de cette grossesse imaginaire, sont prises de douleurs dans les eins, dans le ventre, dans les cuisses, comme si elles allaient vraiment accoucher. Ces douleurs durent plus ou moins longtemps, le travail traîne en longueur, aucune partie fœtale ne se présente, et à leur grand désespoir, ces femmes sont obligées de renoncer à leurs plus chères espérances.

Diagnostic. — Le diagnostic est-il donc difficile ? Nous ne le croyons pas. Dans la grossesse normale, à la vue, le ventre est volumineux, bombé en avant ; la cicatrice ombilicale est au niveau de la paroi abdominale ou fait quelque peu saillie au-dessus d'elle, ce qui est précisément le contraire dans la grossesse adipeuse où l'ombilic est très déprimé. La percussion donne une matité pouvant s'étendre de la symphise pubienne jusqu'au niveau de l'appendice xyphoïde ; transversalement la matité va plus ou moins loin à droite et à gauche de la ligne médiane. La palpation fait reconnaître une tumeur arrondie, souple, molle, élastique ; en même temps sous les doigts, on sent tantôt de petites parties inégales, tantôt des parties volumineuses, et il arrive fréquemment qu'en faisant cette exploration, on perçoive un petit choc produit par un des membres du fœtus qui se déplace.

Le toucher vaginal apprend que le col utérin est souple,

ramolli, et en même temps, si on opère entre cinq et sept mois de la grossesse on pourra constater le ballottement vaginal.

L'auscultation révèle les bruits du cœur.

Tous ces signes manquent dans la diathèse adipeuse.

III

MODIFICATIONS DU COL COMPARABLES A CELLES DE LA GROSSESSE.

La principale des modifications du col pendant la grossesse consiste dans le ramollissement de son tissu. De consistance fibreuse pendant l'état de vacuité, il acquiert plus de mollesse immédiatement après la conception, et par le seul fait de la congestion active dont les organes génitaux sont le siège ; mais ce léger ramollissement ne peut guère être perçu dans les premiers jours de la grossesse, et ce n'est que vers la fin du premier mois que l'on peut constater que la partie superficielle des lèvres du museau de tanche est ramollie. Au commencement du quatrième mois, le ramollissement occupe toute l'épaisseur du museau de tanche dans une étendue de deux à trois millimètres. A partir de cette époque, il gagne de bas en haut, envahit petit à petit le col dans toute sa longueur, si bien qu'à la fin de la grossesse, le col est si mou, chez certaines femmes, qu'on le distingue avec peine des parois du vagin.

En même temps qu'il se ramollit, le col subit quelques changements dans sa situation, dans sa direction et son volume. De plus chez la multipare, l'orifice externe devient perméable au doigt. Mais ces modifications sont d'un ntérêt assez secondaire, au point de vue des erreurs possibles. Seul, le ramollissement du col pourrait faire hésiter un instant.

En effet, dans les jours qui précèdent et qui suivent les règles, chez des femmes qui n'ont jamais eu d'enfant, si l'on touche la partie inférieure du col ainsi que son orifice, on pourra avoir l'idée d'une grossesse commençante ; mais la menstruation régulière viendra bientôt éclaircir la diagnostic.

Certaines affections de l'utérus, principalement les tumeurs intra-utérines, s'accompagnent de ramollissement du col, par suite d'un travail qui se fait dans la matrice en vue d'une expulsion possible de la tumeur. Nous avons vu à quels signes on reconnaîtra la présence de ces tumeurs, nous n'y reviendrons pas. Mais il en est une toute particulière que nous devons étudier ici ; nous voulons parler de la môle utérine.

Môle utérine. — Elle résulte d'un produit de conception plus ou moins dégénéré, depuis la transformation de l'œuf en masse solide (môle charnue) jusqu'à la métamorphose du placenta en chapelets hydatiformes, noyés dans une très grande quantité de liquide (môle hydatiforme).

La môle est donc une conséquence pathologique de la grossesse : elle en présente souvent les symptômes. La femme s'est d'abord crue enceinte et avec raison : la matrice a augmenté de volume, le col s'est ramolli et a diminué de longueur, des signes mammaires sont survenus, en un mot tous les signes de présomption de la grossesse se sont produits. Puis au bout d'un certain temps, pour une cause quelconque, il se fait une évacuation de liquide amniotique ou bien de mucus, de sang, de débris d'embryon, il se peut encore que la femme ait une hémorrhagie pendant laquelle aucun débris n'est expulsé. Quoi qu'il en soit, les symptômes du début disparaissent peu à peu, ou bien ils se prolongent indéfiniment, sans que le volume de l'utérus et de l'abdomen se développent proportionnellement au temps écoulé depuis la fécondation.

Dans son article sur les causes d'erreur dans le diagnostic de la grossesse, M. Pajot cite le cas suivant :

« Chez une malade qui habitait Ivry, les règles manquaient depuis près de quatre mois seulement, et l'utérus présentait le volume d'une grossesse presque à terme. Les troubles digestifs, les signes mammaires, tout indiquait une grossesse, chez cette malade déjà mère d'un enfant; le col présentait les modifications observées d'ordinaire dans un utérus gravide de huit mois à huit mois et demi. Ce col avait toute sa longueur, il était ramolli, l'orifice externe largement ouvert et l'interne absolument fermé. On ne sentait aucun corps solide dans l'utérus, la fluctuation était nette. La malade présentait un état typhoïde grave. Je conseillai l'introduction dans la cavité utérine et de faibles doses d'ergot ; près de deux litres de liquide furent expulsés, et je recueillis plus de 1000 grammes de vésicules choriales. »

OBSERVATION XVII

Môle hydatiforme (Gaz. des hôpitaux 1866) (Dr Malichceq).

L... (Marie), 24 ans, douée d'une forte constitution et d'un tempérament sanguin, habitant la campagne, dans le voisinage de Montde-Marsan, mariée depuis quatre ans, était accouchée le 12 juillet 1863, pour la première fois, d'un enfant à terme, qui mourut huit jours après.

Lorsque je suis appelé le 8 novembre 1867, cette femme se plaint de langueurs d'estomac, d'anorexie et de vomissements ; elle a la figure un peu bouffie et les jambes enflées. Depuis quatre mois les menstrues sont supprimées ; toutefois il y a eu pendant ce temps quelques pertes légères, toujours avec absence de douleurs hypogastriques ou lombaires. Le toucher permet de constater que la matrice est développée de manière à occuper toute l'excavation du bassin et à s'élever au-dessus de pubis où elle est sentie bien distinctement ; le col est un peu mou et dirigé en arrière. Les urines contiennent de l'albumine. En présence de tels symptômes, je ne pus me défendre de croire à l'existence d'une grossesse compliquée d'albuminurie.

Le 14 novembre dans la soirée, je suis de nouveau appelé en toute hâte ; la jeune femme après avoir eu dans la journée une forte céphalalgie, fut prise subitement de véritables accès d'éclampsie. Saignée de 750 gr., etc ; le 16 la connaissance revient à la malade. Aucun travail ne s'était annoncé du côté de la matrice.

Dans la soirée du 19, je suis de nouveau appelé ; il s'était produit des contractions utérines comme pour une véritable fausse couche. Après trois heures de temps expulsion d'une masse d'hydatides sans perte apparente de sang.

Il est possible d'établir le diagnostic différentiel entre la grossesse et la présence d'une môle dans l'utérus. En effet, si dans les deux cas nous trouvons l'augmentation de volume de l'abdomen, des troubles mammaires et digestifs, le ramollissement du col, etc., il est d'autres symptômes dont l'absence bien constatée nous fera éviter l'erreur. Dans les cas de môle utérine, nous ne trouverons ni ballottement, ni mouvements actifs du fœtus, ni bruits du cœur, c'est-à-dire aucun signe pouvant nous permettre d'affirmer la grossesse. De plus la prolongation de la tuméfaction abdominale au delà du terme de la gestation, le défaut de régularité du ventre, enfin la disproportion entre le volume de la tumeur et celui que devrait avoir le ventre à l'époque présumée de la grossesse, tels sont les éléments principaux du diagnostic de la môle utérine.

Nous croyons peu utile d'en dire davantage sur les causes d'erreurs relatives aux modifications du col, car les changements subis par cette portion de la matrice sont généralement considérés comme des signes plus propres à confirmer le diagnostic qu'à l'établir d'une manière certaine (M. Pajot).

IV

SIGNES STÉTHOSCOPIQUES COMPARABLES AUX BRUITS UTÉRINS DU FŒTUS

Les signes stéthoscopiques que l'on peut entendre pendant la grossesse ont été divisés en bruit de souffle et bruit du cœur fœtal.

Les auteurs classiques discutent longuement sur la pathogénie du bruit de souffle ; des théories nombreuses ont été accumulées et cela sans arriver à la vérité, nous pouvons bien le dire, puisque la meilleure de toutes ces théories, celle qui est admise pour l'instant, n'explique pas tous les cas ; mais comme le fait remarquer M. Pajot, ces mêmes auteurs ne paraissent point encore être arrivés à une classification complète de ces bruits.

Pour lui, les souffles perçus pendant la grossesse, dans la cavité abdominale seule, et en laissant de côté le cœur et les gros vaisseaux, sont au nombre de quatre :

1° Le souffle ordinaire classique, isochrone au pouls maternel, faible ou fort, variant seulement par l'intensité, variant aussi par la situation, mais ordinairement entendu sur toutes parties latérales et inférieures de l'utérus, assez souvent très en arrière, parfois, mais rarement, en haut et partout, fugace, apparaissant et disparaissant quelquefois avec les mouvements fœtaux ;

2° Le même souffle classique, avec tous ses caractères, mais accompagné d'un piaulement ou d'un bruit musical ;

3° Le souffle avec battement, entendu dans les mêmes points ou plus au centre, mais accompagné d'une impulsion perceptible à l'oreille et à la main, et parfois à la vue ;

4° Les souffles fœtaux, nés de la circulation cardiaque ou funiculaire.

Sur un pareil sujet il ne semble pas que l'erreur soit à craindre, et cependant le contraire est démontré par la pratique. Certains états pathologiques de l'abdomen et du bassin, comme nous avons pu nous en assurer dans le courant de cette étude, présentent quelquefois parmi leurs symptômes le souffle classique et le souffle avec battement. Pendant six à sept années, on a pu voir, dans les cours particuliers de M. Pajot, une femme se disant enceinte de huit à neuf mois. Elle portait un fibrome volumineux qui donnait lieu à un souffle très marqué. Elle répétait, d'ailleurs, avec intelligence, la leçon que lui avait faite M. Pajot, et un grand nombre d'élèves et de médecins s'y laisaient prendre.

Est-il besoin de le dire ? Ce n'est pas sur ce seul phénomène entraînant au plus la probabilité, que le praticien doit baser son opinion. Les autres caractères des tumeurs fibreuses, puisque c'est cet exemple que nous choisissons, ne permettent guère la confusion avec une grossesse normale, et une exploration ésrieuse garantira le médecin d'une erreur toujours grandement préjudiciable à la réputation de celui qui la commet et souvent funeste à l'intérêt des malades.

Les bruits du cœur fœtal eux-mêmes, malgré leurs caractères si évidents, peuvent donner lieu à une méprise, d'autant plus facilement qu'une assimilation avec les bruits de l'abdomen, quels qu'ils soient, ne vient même pas à la pensée. Paul Dubois a commis l'erreur dans les conditions suivantes. « Il s'agissait, dit M. Pajot, d'une femme amenée des environs de Paris, en travail depuis trois jours, et présentant un rétrécissement pelvien méconnu. Rien n'avait été fait. Paul Dubois nous expliqua qu'ayant entendu le cœur il tenterait une application de forceps, au lieu de pratiquer d'emblée la céphalotripsie. Quelques médecins auscultèrent et entendirent les bruits du cœur. J'auscultai à mon tour, et j'entendis les bruits du cœur.

L'application du forceps fut faite à l'amphithéâtre, en présence de tous les élèves ; elle réussit et amena un enfant à terme, *mort dans l'œuf depuis plusieurs jours et déjà macéré.*

Nous nous regardâmes tous, assez confus, mais satisfaits au fond, d'avoir vu l'erreur partagée par le chef. Qu'avions-nous donc entendu ? Les battements du cœur de la mère retentissant jusque dans l'abdomen. Cette femme avait plus de cent vingt pulsations, et sur la parole du maître, nul de nous n'avait songé à comparer le prétendu cœur fœtal au pouls maternel. »

Lors donc qu'en auscultant l'abdomen d'une femme, on croit entendre le bruit du cœur fœtal, il faut toujours prendre le pouls de la mère et comparer. Cette précaution rend la méprise presque impossible, et nous met en possession d'un signe de certitude absolue. Il va sans dire que l'absence des bruits du cœur ne suffit pas pour nier la grossesse : c'est l'ensemble des phénomènes que présente la femme qui nous y autorise. En deux mots, entendre les bruits du cœur, permet d'affirmer ; ne pas les entendre n'autorise ni l'affirmation, ni la négation.

Les autres bruits perçus dans la cavité abdominale, tels que les bruits intestinaux, ne seront jamais confondus avec les précédents.

V

SENSATIONS TROMPEUSES DE MOUVEMENTS ACCUSÉS PAR LA MÈRE

On sait que vers le quatrième mois de la vie intra-utérine ou un peu plus tard, le fœtus commence à exécuter des mouvements partiels ou généraux qui, d'abord appréciables pour la mère seulement, acquièrent bientôt assez d'énergie pour soulever les parois de l'abdomen et être perçus par l'accoucheur.

Quelle valeur séméiologique peut-on attribuer à ces mouvements? Reconnus par le médecin, ils deviennent un signe de certitude, mais il faut pour cela que son examen soit fait avec toute l'attention et la rigueur nécessaires, car il est des femmes chez lesquelles des contractions spasmodiques de l'utérus et des intestins simulent à s'y méprendre les mouvements du fœtus. Ant. Dubois, que l'on n'accusera certainement pas d'observer légèrement, rapporte qu'ayant appliqué la main sur l'abdomen d'une femme qui se croyait au cinquième mois de sa grossesse, il sentit ces mouvements spasmodiques, qu'il prit pour ceux de l'enfant.

Lorsque l'accoucheur ne pourra sentir les mouvements accusés par la femme, c'est alors qu'il devra douter de leur réalité et se rappeler cette remarque de M. Pajot, tant de fois confirmée par l'expérience : « *Toutes les femmes n'étant point enceintes et croyant l'être, sentent remuer.* »

Dans presque toutes les observations que nous publions dans ce travail, nous voyons les femmes accuser des mouvements analogues à ceux du fœtus. L'engorgement de l'utérus, l'hydrométrie, la physométrie et la tympanite intestinale ont induit des femmes en erreur et même des médecins. Tel est le cas que nous avons raconté du médecin Lorry qui prit une tympanite intestinale pour une grossesse normale.

L'ascite peut dans certaines circonstances s'accompagner de mouvements abdominaux qui ajoutent aux chances d'erreur. Schmitt cite le cas d'une femme chez laquelle « les mouvements dans le ventre se laissaient si bien voir et sentir extérieurement, que même son médecin fut induit en erreur. » Dans l'observation d'ascite que nous avons reproduite, P. Frank dit « qu'il sentait lui-même des mouvements assez forts dans la région de l'utérus, comme si l'enfant donnait des coups de genou ou de coude. »

Dans les faits qui précèdent la femme a un prétexte à son erreur, car on y rencontre une condition physique et en quelque sorte matérielle à laquelle peuvent être rapportés plus ou moins directement les mouvements dont l'abdomen est le siège. Il n'en est pas toujours ainsi. Certaines femmes hystériques, tourmentées par un désir très vif d'avoir des enfants et voyant approcher la ménopause, (époque terrible pour elles puisqu'elle va leur enlever toute espérance de maternité), sont prises d'une espèce d'hallucination qui les porte à éprouver toutes les sensations de la grossesse. Sous l'influence de leur imagination, eur ventre augmente de volume, les mamelles se gonflent, la menstruation devient irrégulière, enfin *elles sentent remuer*, et dès lors, plus de doute pour elles, elles sont enceintes. C'est là ce que quelques auteurs appellent encore grossesse nerveuse. Que le praticien n'aille pas s'y laisser prendre ; qu'il touche, qu'il palpe, qu'il ausculte et sa conviction sera bientôt faite.

VI

EFFORTS ANALOGUES AU TRAVAIL DE L'ACCOUCHEMENT

Dans le travail de l'accouchement, il y a deux choses bien distinctes à considérer : d'une part, les efforts qui préparent et amènent la délivrance ; d'une autre part, la délivrance elle-même. Or, si celle-ci ne peut laisser de doute sur la réalité d'une grossesse, il n'en est pas ainsi des efforts qui constituent le travail. En effet, dans un grand nombre des observations de prétendues fausses grossesses, il arrive à une certaine époque une série de douleurs et d'efforts analogues à ceux de l'accouchement.

On a vu déjà dans plusieurs de nos observations des exemples de ce faux travail. Il est ordinaire de le voir survenir seulement au terme naturel de la gestation. Dans l'*Obstetrical Journal*, 1874, nous trouvons la relation d'un cas très intéressant de faux travail, publié par le Dᵣ Underhill.

Observation XVIII

(Dᵣ Underhill, *in obstetrical Journal*, 1874).

L'année dernière, un matin d'octobre, madame W..., âgée de 23 ans, vint me prier de l'assister lors de son accouchement. Son médecin qui n'était pas accoucheur me l'avait envoyée, après avoir en tendu le récit des symptômes qu'elle accusait et lui avoir déclaré qu'elle était enceinte. Voici ce qu'elle racontait :

Avant son mariage, ses règles étaient toujours régulières, sans douleur, et duraient environ quatre jours. Mariée en janvier dernier, elle fut réglée en février comme par le passé, mais depuis ses règles ont diminué et sont devenues irrégulières. En mars, avril, mai et juin, elle a eu des indispositions ; des vomissements se montraient le matin et disparaissaient l'après-midi. Depuis cette époque le ventre a commencé à grossir, elle a perçu les mouvements du fœtus pendant plusieurs mois. Les seins ont également grossi, mais pas d'une quantité notable.

Je la vis seulement quelques minutes ce jour là, et ne pus l'examiminer.

Le mardi, 13 novembre, on vint me chercher le matin. Je la trouvai levée ; elle disait avoir eu des douleurs irrégulières depuis le lundi. Elle affirmait aussi que ces douleurs survenaient toutes les dix minutes environ.

On m'envoya de nouveau chercher vers deux heures de l'après-midi, et je la trouvai couchée sur son lit, tout habillée ; au moment où j'entrais dans la chambre, elle était manifestement en proie à une violente douleur expulsive. Elle mordait un mouchoir entre ses dents pour étouffer ses cris. On me dit que des douleurs analogues survenaient toutes les cinq minutes ou plus souvent. Elle se plaignait surtout de douleurs dans le dos et les reins.

Je pratiquai le toucher vaginal dans l'espoir de trouver le travail très avancé, j'éprouvai une grande difficulté à introduire mon doigt par suite d'une contraction spasmodique du sphincter vaginal. Mais en persistant, je finis par atteindre le col que je trouvai, à ma grande surprise, vierge, petit, arrondi et dur ; aucune tumeur n'occupait le bassin, tout était normal. En examinant l'abdomen, on le trouvait modérément distendu à sa partie inférieure, mais pas suffisamment pour une grossesse à terme. Il était partout sonore à la percussion. J'exerçai alors une douce compression du côté de la cavité pelvienne, et tout en causant avec la malade, je poussai avec la main les parois abdominales de façon à sentir le promontoire sacré, et je fus convaincu que la cavité pelvienne ne contenait aucune tumeur assez volumineuse pour être perçue du dehors.

Je lui dis alors qu'elle n'était pas enceinte, et que nous nous étions trompés.

Les douleurs qui se montrèrent encore furent moins violentes, puis disparurent tout à fait. Le lendemain elle était debout ; les règles reparurent.

Dans la discussion qui suivit la lecture de cette observation, le docteur Underhill fit remarquer que la femme dont il s'agissait n'était nullement hystérique et que c'est sur l'affirmation de son médecin qu'elle fut amenée à croire qu'elle était enceinte. Cette idée une fois fixée dans son esprit, et son imagination aidant, elle en vint jusqu'à éprouver et simuler d'une façon frappante les douleurs de l'enfantement, et cela sans avoir jamais vu de femme en travail...

Nous voyons par cette observation qu'appelé auprès d'une femme qui éprouve les douleurs du travail, l'accoucheur doit rechercher avant tout à résoudre cette question : *la femme est-elle réellement enceinte ?*

Il faut se rappeler qu'un véritable produit morbide, une tumeur fibreuse par exemple, existant même en dehors de la matrice, peut déterminer des efforts semblables à ceux de l'accouchement. Il en est de même de la tympanite. P. Dubois parle d'une femme qui, se croyant enceinte et pensant être arrivée à terme, fut prise de douleurs avec ténesme et efforts d'expulsion ; elle portait un kyste volumineux et multiloculaire de l'un des ovaires. Enfin le faux travail se montre fréquemment dans ces états particuliers dont nous avons parlé et où dominent les troubles variés de l'innervation.

Le principal moyen d'éviter l'erreur, est de toucher la femme. On trouvera le col à l'état normal. Cependant dans le cas de tumeur fibreuse de l'utérus, on peut trouver le col ramolli et effacé, l'orifice interne entr'ouvert. L'absence des signes que donne l'auscultation, la persistance des règles qui quelquefois vont jusqu'à la métrorrhagie, enfin la présence de bosselures sur une des parois de l'utérus, et la coloration rosée de la muqueuse vaginale, feront reconnaître la maladie.

CONCLUSIONS

Si nous essayons maintenant de résumer ce travail et d'en présenter les principaux résultats, nous dirons que :

1° Lorsque la femme qui est supposée enceinte a dépassé le quatrième ou le cinquième mois de sa prétendue grossesse, si l'on ne perçoit aucun des signes de certitude, c'est-à-dire le ballottement vaginal, les mouvements actifs et les bruits du cœur, et si cette absence coïncide avec des symptômes locaux ou généraux propres à quelqu'une des affections que nous avons citées, on sera en droit de nier la grossesse.

2° Avant le quatrième mois, on observera souvent des phénomènes qui permettront encore d'écarter l'idée d'une grossesse, mais dans certains cas, par exemple dans l'aménorrhée idiopathique, il est impossible au début de dire s'il y a grossesse ou non. On s'en remettra au temps, qui est ici le meilleur moyen de diagnostic, pour décider la question, surtout s'il y a en jeu un intérêt judiciaire.

Il est infiniment plus désagréable d'être forcé d'avouer qu'on a affirmé une grossesse qui n'existe pas, que de reconnaître qu'on a méconnu celle qui existait réellement.

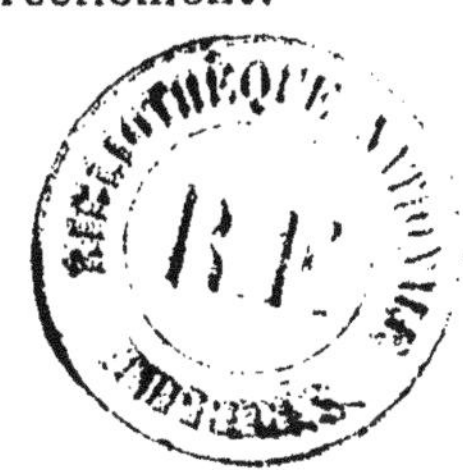

BIBLIOGRAPHIE

1679 **Th. Bonet.** — Sepulchretum anatomicum (Genève).

1688 Ephémérides des curieux de la nature.

1694 **Russel.** — Observations sur la grossesse et l'accouchement.

1703 **Mauriceau.** — Observations sur la grossesse et l'accouchement.

1715 **De la Motte.** — Traité des accouchements. 8.42 et 45. Obs.
16 et 18. P. 791. Obs. 417.

1722 **Vater.** — Graviditas apparens ex tumore ovarii dextri enormi
orta, etc.

1724 **Vater.** — Diss. de graviditate dissimulata et dissimulandi
mediis.

1724 **Chaliboeus.** — De orgravidatione dissimulata et dissimulandi mediis.

1740 **Mauriceau.** — Traité des maladies des femmes grosses.

1761 **Morgagni.** — Lettres. Hydropisie enkystée du péritoine
trente-huitième lettre ; fausses grossesses, quarante-hui-
tième lettre.

1770 **Smellie.** — Traité théorique et pratique, et observ. sur les
accouchements.

1789 **Baudelocque.** — Art des accouchements. Paris 1789 (1823).

1798 **Siebold** (Adam-Elia). — Diagnosi conceptionis et graviditatis
sæpe dubia.

1799 **Heilmann.** — Diss. intumescentia ventris sæpe gravidita
tem mentiens.

1801 **Maugras.** Dissertation sur les signes de la conception et les
différentes espèces de grossesses (thèse de Paris).

1803 **Wolf** (Ludovicus). — De exploratione gravidi uteri signis
sæpe dubiis stipata.

1803 **Girard de Lyon.** — Obs. dans le Journal de Méd. de Cor-
visart, Leroux et Boy.

1815 **Klein de Stuttgard**. — Journal de Hufeland, T. 11, p. 3.

1816 **Nauche**. — Maladies de l'utérus.

1818 **Gotthel Jackert**. — De discrimine inter graviditatem et morbos eam simulentes.

1819 **Boivin**. — Mémoire sur les avortements (p. 82).

1820 **Briand**. — Manuel Briand (p. 127).

1822 **Kohler**. — De diagnost. morb. graviditatem simulantium.

1822* **Fournier**. — Dict. des Sciences médicales. Art. Cas rares.

1822 (1817 ?)* **Marc**. — Dict. des Sciences médicales. Art. Grossesse.

1829 **Schmitt** (de Vienne). — Recueil d'observations sur les cas de grossesses douteuses (Trad. de Stolz).

1835 * **Velpeau**. — Traité d'accouchements.

1838 * **Coqueugniot**. — Maladies qui peuvent simuler la grossesse (Th. Paris).

1838 * **Derymon**. id. id.

1839 **Bouchard**. — Journal des connaissances médico-chirurgicales (P. 300).

1840 Gazette médicale (P. 347).

1840 **Olivier d'Angers**. — Ann. d'hyg. et de méd. lég. T. XXIII, p. 145.

1840 **Tourdes**. — Des cas rares en médecine légale (Th. concours Strasbourg, p. 21).

1841 * **Dubois**. — Des fausses grossesses (Gaz. des Hôp.).

1842 **Lisfranc**. — Clinique chirurgicale de la Pitié. T. 11 p. 182.

1842 * **Frank. P.** — Traité de médecine pratique.

1842 **Stolz et Nœgelé**. — Hydropisie et tympanite utérine (Journal de médecine de Lyon).

1844 **Tessier**. — De l'hydropisie et de la tympanite utérine hors de la gestation (Gaz. méd., 1844).

1845* **Tardieu**. — An. d'hyg. et de méd. lég. — Recherches pour servir à l'histoire des grossesses fausses ou simulées.

1846* **Jacquemier**. — Manuel d'accouchements.

1849* **Pollet**. — Tympanite utérine simulant la grossesse (Gaz. des hôpitaux).

1854 **Keiller**. — De la fausse grossesse et de l'hystérie (Edimb. Med., a. surg, Journal).

1855 **Burck**. — Sur la fausse grossesse (The Lancet. 1855).

1858 **Scanzoni**. — Maladies de l'utérus et de ses annexes.

1859. Gaz. hebd. (p. 619).

1860* **Delsol**. — Du diagnostic des fausses grossesses (Th. Paris).

1860 Gaz. hebd., 6 janvier.

1860 **Nonat**. — Maladies de l'utérus.

1864 **Binant**. — Grossesse simulée par une rétention d'urine. — Bulletin médical du Nord, 1864.

1865* **Villebrun**. — Des fausses grossesses (Th. Paris).

1866* **Descosse**. — États qui peuvent simuler la grossesse (Th. Paris).

1856* **Joulin**. — Traité d'accouchements.

1874 **Underhill**. — Sur un cas de fausse grossesse suivie de travail (In obst. journal, avril 1874).

1874* **Ficheux**. — Cause d'erreur dans le diagnostic de la grossesse (Th. Paris).

1875* **Poulet**. — Tumeur kystique de l'ovaire prise pour une grossesse utérine, mort par épuisement (Gaz. méd.).

1875* **Glais**. — De la grossesse adipeuse (Th. Paris).

1876 **Depaul**. — Leçons de clinique obstétricale, 1876.

1876* **Stoltz**. — Nouveau dictionnaire de médecine et de chirurgie.

1877* **Arnaud**. — Des états pathologiques pouvant simuler la grossesse (Th. Paris).

1879* **Playfaif**. — Traité d'accouchements.

1882* **Tarnier et Chantreuil**. — Traité d'accouchements.

1882* **Pajot**. — Travaux de gynécologie.

Imprimerie **A. Derenne**, Mayenne. — Paris, boulevard Saint-Michel, 52.

9 782019 260378